Walid FEKI
Rahma GARGOURI
Rim KAMMOUN

Dilatação brônquica por fibrose não cística

Walid FEKI
Rahma GARGOURI
Rim KAMMOUN

Dilatação brônquica por fibrose não cística

Indicadores de gravidade

Imprint

Any brand names and product names mentioned in this book are subject to trademark, brand or patent protection and are trademarks or registered trademarks of their respective holders. The use of brand names, product names, common names, trade names, product descriptions etc. even without a particular marking in this work is in no way to be construed to mean that such names may be regarded as unrestricted in respect of trademark and brand protection legislation and could thus be used by anyone.

Cover image: www.ingimage.com

This book is a translation from the original published under ISBN 978-620-6-70492-8.

Publisher:
Sciencia Scripts
is a trademark of
Dodo Books Indian Ocean Ltd. and OmniScriptum S.R.L publishing group

120 High Road, East Finchley, London, N2 9ED, United Kingdom
Str. Armeneasca 28/1, office 1, Chisinau MD-2012, Republic of Moldova, Europe
Printed at: see last page
ISBN: 978-620-7-71187-1

Conteúdo

1. Introdução

Dilatação brônquica (DDB) ou bronquiectasia Leste a patologia respiratório crônica desabilitando caracterizado por uma expansão irreversível da luz brônquios pequenos e médios calibre localizado entre os ^{dias} 4 e ^{8} ordem de divisão (1).

Embora a DDB tenha verão considerado como patologia subdiagnosticada , durante os últimos cinco anos sua frequência tem claramente aumentar devido à disponibilidade de tomografia computadorizada de alta resolução , bem como estudos epidemiológicos . No Reino Unido , a prevalência das mulheres aumentou de 350,5 por 100.000 habitantes em 2004 para 566,1 em 2013 e a dos homens de 301,2 por 100.000 habitantes em 2004 para 485,5 por 100.000 habitantes em 2013 (2). Os dados global confirme o importante morbidade e carga de cuidados de saúde associados a este transtorno, particularmente em pessoas desfavorecidos socioeconomicamente . De acordo com uma revisão recente da literatura (3) o custo da doença tem verão principalmente devido a hospitalizações entre pacientes tendo a história de exacerbações repetidas .

Infecções recorrentes são responsável de ataques tecido e inflamação levando à produção de excesso de muco associada a uma alteração do tapete mucociliar . Posteriormente, um ciclo vicioso de COLE de destruição de tecidos e superinfecções brônquico ir ser acionado (4) na origem da ocorrência exacerbações e, conseqüentemente, declínio da função respiratório (5.6).

Para cuidar adequadamente destes pacientes, o médico deve primeiro :

- Identificar pacientes muito sintomático , em risco de exacerbações graves e aqueles cuja função respiratório desabou . Esses doente são o alvo de um tomada em responsabilidade multidisciplinar e terapêutico relativamente reforçado . Ao contrário , os pacientes com risco leve têm a tomada suporte mais simples que não requer monitoramento especializa .

Duas pontuações de gravidade específico para DDB tem verão elaborar cujo objetivo é melhorar perceber o impacto da doença e assim orientar o tratamento na responsabilidade terapêutica do médico : índice de gravidade de bronquiectasia (BSI) (7) e pontuação FACED (8,9).

Cada uma das duas pontuações atribui pontos destinados à idade , valor em porcentagem do volume máximo de expiração em a segundo (FEV), a presença de um colonização por Pseudomonas Aeruginosa, a extensão radiológico e estágio da dispneia de acordo com a escala MRC . A pontuação do BSI atribui além disso, pontos para índice de massa corporal (IMC), frequência de exacerbações, noção de hospitalização , colonização por um bactéria exceto Pseudomonas Aeruginosa. Posteriormente , o cálculo das pontuações será chegar a uma classificação de pacientes em três grupos de risco : leve , moderado e alto .

A pontuação do BSI tem verão estabelecido após um grande estudo em Edimburgo em Reino Unido , posteriormente validado por 4 coortes internacional . Quanto ao escore FACED, foi estabelecido durante de um estudo retrospectivo espanhol e avaliou de forma independente em um coorte de centro único em Reino Uni.O escore FACED foi desenvolvido especificamente para predição de mortalidade enquanto a pontuação do BSI permite uma previsão de mortalidade , exacerbações graves bem como a frequência das exacerbações e permite uma estimativa da qualidade de vida (10,11,12,13).

Diversos configurações podem influenciar essas duas pontuações , notadamente fatores específico para cada população.

Nenhum estudo verificado a aplicabilidade dessas duas pontuações de gravidade e não tem avalia a melhor pontuação para nossa população.

O objetivo do nosso estudo é pesquisar a possível correlação que poderia existem entre os diferentes parâmetros de gravidade bem como as pontuações do BSI e FACED e, portanto, poder escolher a melhor pontuação para a nossa população.

2 Pacientes e Métodos

1. Tipo de estudo

É sobre de um estudo comparativo unicêntrico (Departamento de Pneumologia do Hospital Universitário Hedi Chaker de Sfax), abrangendo o período indo ^{do} 1º Janeiro de 2009 até 31 de dezembro de 2018.

2. População do estudo

2.1. Critério de inclusão

- Idade > 16 anos
- Dilatação dos brônquios confirmado por exame de tórax

2.2. Critérios de não inclusão

Pacientes com fibrose cística .

Dilatação dos brônquios acompanhante outras patologias incluindo fibrose pulmonar e cancro broncopulmonar .

3. Coleta de dados

Nós temos consulta os prontuários de pacientes selecionados e coleta alguns número de dados clínico , paraclínico e terapêutico .

grade de análise de arquivo tem verão estabelecido para cada paciente, a fim de para obter dados Também homogêneo possível (Apêndice 1).

Elementos do interrogatório

Idade

Sexo

História pessoal

História familiar de neoplasia

Hábitos de estilo de vida

Os sinais funcional respiratório , extra respiratório e geral .

Hemoptise tem verão procurado em todos os pacientes. Gravidade tem verão avaliado em função do volume objetivo de sangramento , do terreno subjacente (insuficiência sistema respiratório subjacente) e o impacto no estado respiratório e hemodinâmico .

3.1.. Dados do exame clínico

■ estado geral do paciente (índice de status de desempenho da Organização Mundial da Saúde)

■ O Estado respiratório :

o Presença de estertores brônquicos , estertores crepitantes veja chiado durante a ausculta pulmonar testemunhas de congestionamento brônquico .

o Uma discoteca digital que pode traduzir a insuficiência respiratório evolutivo .

Sinais extra respiratórios : sinais de insuficiência coração direito , sinusite que pode Ter a valor na orientação diagnóstico .

3.2.. Testes adicionais

3.2.1. *Imagem*
Raio-x do tórax
Ela é muitas vezes patológico e permite objetivar dois tipos de anomalias .
Anomalias diretas
S Claridades tubular : corresponde à visibilidade parede espontânea brônquico espessado através do parênquima não condensado .
S   Clartes anular (imagens areolares): Mesma coisa vista seccional
S   Opacidades tubulares em " V " ou em " Y " : corresponde aos brônquios totalmente orientado de acordo com o eixo brônquico . Deles traduções são as impactações mucóides com distribuição para- hilar e a broncocele em vez de lobar .
Aparência S Rosette ou em "pseudo-favo de mel " : esta é a tradução de bronquiectasia cilíndrico Ou varizes , justapostas uma após a outra contra os outros e pontos de vista em seções transversais .
S Aparência multicavitária dentro da qual pode existem níveis liquidianos . É a tradução radiologia das bronquiectasias sacular Ou cístico .
Anomalias indiretas
S Imagens de atelectasia e colapso Unido ou multilobar
Varredura de tórax
scanner de tórax teve uma grande contribuição para o nosso estudo. Ele era solicitar em seções finas e milimétricas e permitidas de :
• Colocar evidência de dilatação brônquica em frente uma das seguintes situações :
S o diâmetro intrabrônquico Leste maior que a da artéria satélite
S os brônquios são visualizado ao nível do 1/3 externo do parênquima pulmonar
S ausência de redução progressiva do calibre brônquica , como nós afasta-se dos hilos .
• Determine o tipo de dilatação brônquica : cilíndrico , moniliforme , cístico de acordo com a classificação de Reid.
• Avaliar a extensão do DDB
• Especifique quaisquer complicações possíveis .
3.2.2. *Espirometria*
A espirometria permitiu medir a função trato respiratório dos pacientes e, portanto, determinar o tipo de anormalidade funcional respiratório bem como seu grau de gravidade . Espirometria não foi realizado em pacientes tendo a contra-indicação médica .
3.2.3. *Exame citobacteriológico do escarro*
O exame a análise citobacteriológica do escarro permitiu detectar o tipo de infecção ou colonização que pode ser um sinal indireto de gravidade .

Colonização bacteriana foi definiram seguindo as recomendações Espanhol (14) pela presença do mesmo germe em 2 amostras de escarro durante o ano anterior e pelo menos 3 meses de idade intervalo .

3.3.Pontuações de gravidade
Índice de comorbidade de Charlson (ICC)

Esta pontuação tem verão usado a fim de estudar comorbidades e prever a sobrevida em curto e longo prazo (15). Esta pontuação é consiste em 19 categorias de comorbidades (Apêndice 2). Cada doença tem um peso diferente de acordo com a força de sua associação com a mortalidade depois de um ano. A pontuação total do CCI é calculado em somando os pesos associados a cada transtorno comórbido apresentado pelo paciente . Pontuações mais altas indicam distúrbios mais graves e, consequentemente , pior prognóstico .

A pontuação do BSI

Esta pontuação inclui 9 variáveis (Apêndice 3). A pontuação total corresponde à soma das pontuações de cada variável e varia entre 0 e 26 pontos. Dependendo da pontuação total, os pacientes serão classificados em 3 grupos : pontuação baixa no BSI (0-4 pontos), pontuação intermediária no BSI (5-8 pontos), pontuação alta no BSI (> 9).

A pontuação FACED

Esta pontuação inclui 5 variáveis dicotômicas (Apêndice 4). A pontuação total corresponde à soma das pontuações de cada variável e varia entre 0 e 7 pontos.
Permite classificar a DDB em 3 grupos de risco : DDB leve (0-2 pontos), moderada (3-4 pontos) e grave (5-7 pontos).

Estimativa de qualidade de vida
* Questionário Respiratório Le St Georges (SGRQ)

Esta pontuação tem verão válido para certas patologias respiratórias como broncopneumopatia doença pulmonar obstrutiva crônica (DPOC) e asma . Ele era válido durante o DDB e traduzido em diversos línguas (16,17). O SGRQ contempla 50 itens distribuídos em 3 dimensões : sintomas , atividade e impacto na atividade profissional , cotidiano e impacto emocional . Uma pontuação variando de 0 a 100 será ser atribuídos para cada dimensão, bem como a pontuação total. (Apêndice 5)

*Echelle HAD (escala de ansiedade e depressão hospitalar)

É uma escala que permite o rastreio de perturbações de ansiedade e depressão . Inclui 14 itens avaliados de 0 a 3. Sete questões referem-se à ansiedade (total A) e outras sete à dimensão depressiva (total D), permitindo Por isso obtido 2 pontuações. Para cada dimensão, uma pontuação variando de 0 a 7 significa ausência de sintomas , entre 8 e 10 significa a sintomatologia duvidoso e de 11 significa a sintomatologia certo . Se considerarmos as duas dimensões juntas, uma pontuação mais alta ou igual a 15 é uma pontuação em favorecendo transtornos ansiosos e depressivos . (Apêndice 6)

3.4.Terapêutica usado

O tipo de tratamento tem verão avaliado pelo médico investigador . Mais doenças foi grave, mais tratamento foi intenso.

3.5.Evolução e sobrevivência

Para sobrevivência e evolução , nós são consulte os arquivos do paciente Quando eles continha informações sobre a evolução . Para pacientes perdidos no acompanhamento , temos tente contatá -los ou entre em contato deles pais por correio ou telefone.

4. Estudo estatístico

Os dados ter verão inseridos e analisados usando o software SPSS II versão 20. Os valores . digital ter verão expresso em média mais ou menos desvio padrão . A associação entre variáveis qualitativas Leste calculado pelo teste Chi2 corrigido por Fisher para números pequenos . Comparações entre variáveis quantitativas ter verão feito com o teste T de Student. O significado é adquirido para $p < 0,05$ para todos os testes estatísticos .

3. Resultados

1. Estudo da população global
1.1.Epidemiologia
1.1.1. Impacto

Nós temos coleta 110 caixas . Características número total de pacientes seguido ter verão resumidos na Tabela II. Para calcular pontuações de gravidade e durante toda a parte do estudo prognóstico , temos excluiu 8 pacientes não tendo tido a espirometria por não cooperação .

Sexo

A população tem verão caracterizada por uma proporção de sexo de 1,4 , ou seja, 64 homens (58%) e 46 mulheres (42%) (Figura 1).

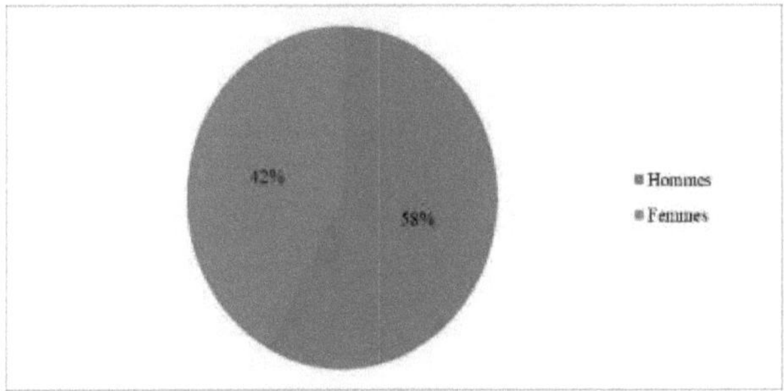

Figura 1 : Distribuição dos pacientes por sexo

1.1.2. Idade

Idade A idade média dos pacientes foi de 60 anos, com extremos variando de 16 a 90 anos e pico de frequência na faixa etária acima de 70 anos . (Figura 2)

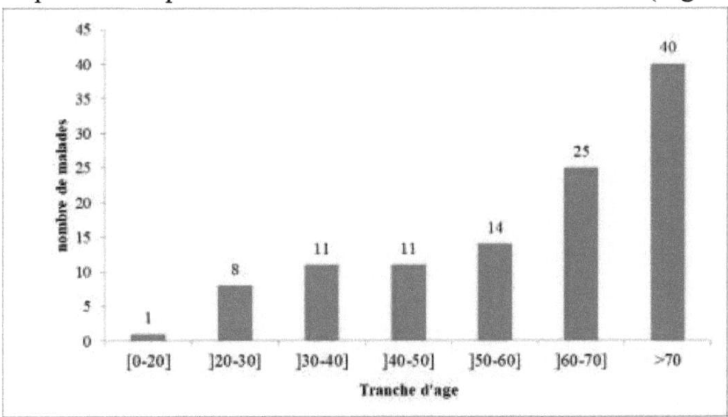

Figura 2: Distribuição dos pacientes segundo faixa etária

1.1.3. Hábitos
1.1.3.1.   Fumar

Nós temos recolhe 50 pacientes fumantes ativos entre nossa população com predominância masculina de 95%. O número de pacotes ano MÉDIA tem verão de 26 AP. A retirada fumar era obtido para 24 pacientes .

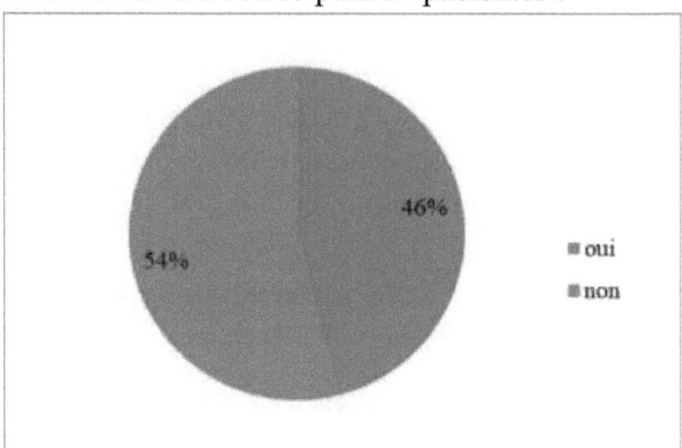

Figura 3: Porcentagem de tabagismo na população

1.1.3.2.   Alcoolismo

Entre a nossa população temos tem 3 pacientes alcoólatras 2 dos quais estavam em fase de cirrose hepática .

1.1.4. História pessoal

Histórico médico pessoal verão encontrado em 92 pacientes, ou 84% dos casos . Doença do refluxo gastroesofágico (DRGE) e hipertensão arterial ter sido dominante. Índice de massa corporal tem verão calculado para todos os pacientes , o IMC médio foi de 23,39 com extremos variando de 13 a 38.

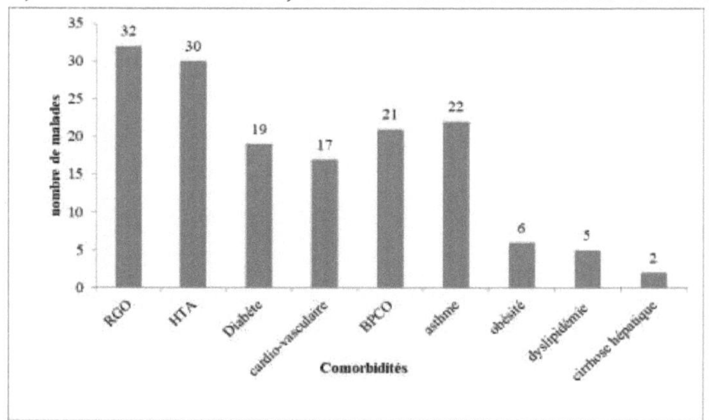

Figura 4: Distribuição do histórico médico pessoal dos pacientes

O escore Charlson (CCI) tem verão calculado para todos os pacientes . Treze pacientes ter tinha um ICC igual a 0, a maioria dos pacientes ter obteve pontuação entre 1 e 4 (66%) (Figura 5).

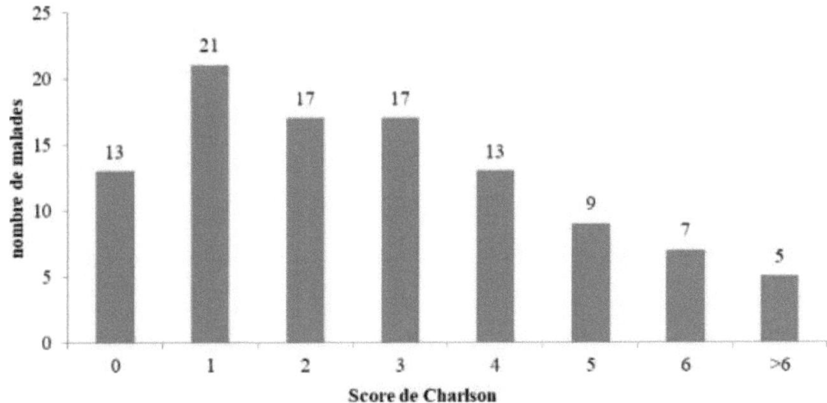

Figura 5: Distribuição dos pacientes de acordo com o escore de Charlson

1.1.5. Nível socioeconômico

Nós temos dividiu a população em 3 categorias de acordo com o nível status socioeconômico dos pacientes com base em particularmente sobre a profissão, a cidade origem e condições de vida.

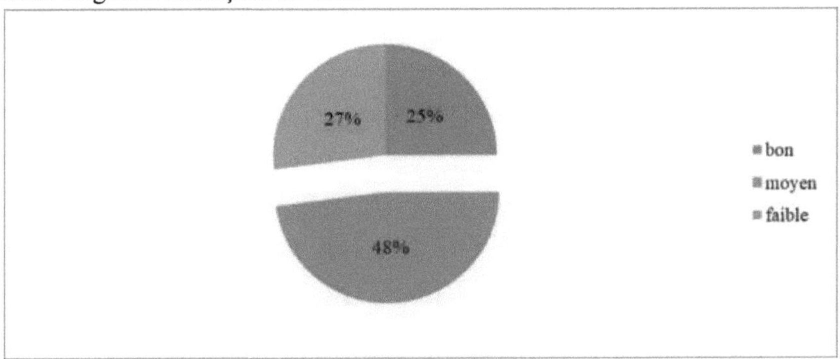

Figura 6 : Distribuição dos pacientes segundo nível socio-econômico

1.2.Estudo clínico

Sinais funcionais respiratório

Ao questionar os pacientes , procuramos os principais sintomas trato respiratório durante DDB : dispneia estresse , hemoptise e broncorréia manhã . Outros sinais clínicas ter foram pesquisados como tosse crônica particularmente produtivo, dor infecções torácicas e recorrentes do trato respiratório inferior (Figura 7).

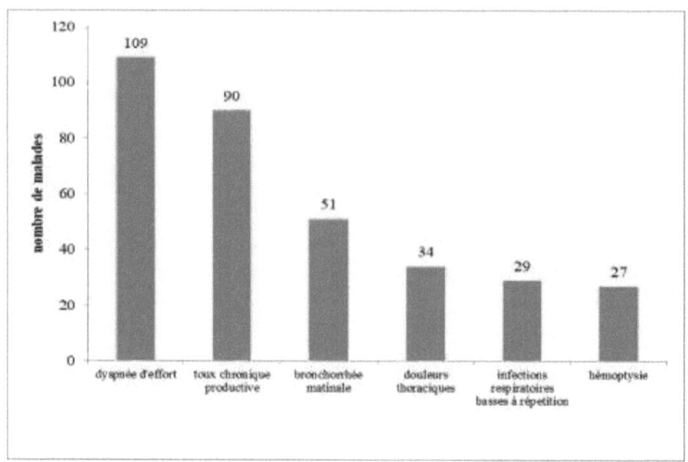

Figura 7 : Sintomas durante DDB

Dispneia esforço :

Dispneia de esforço representou o sinal clínica mais comum . Usando a classificação MRC, descobrimos que a maioria da nossa população tem esteve no estágio 3. (Figura 8)

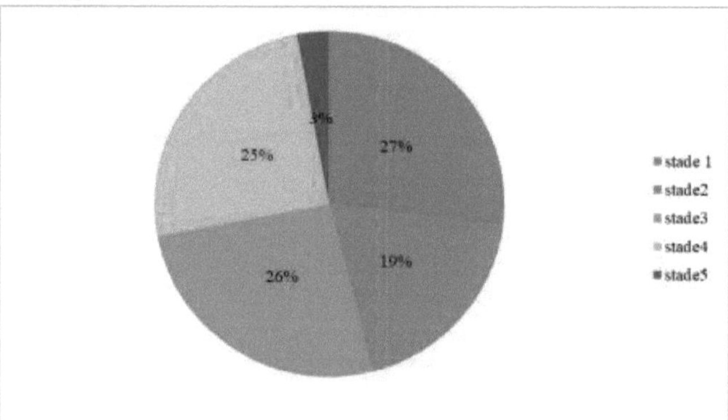

Figura 8: Distribuição dos pacientes dependendo da dispneia de esforço

Tosse produtivo:

Em relação à tosse produtiva, notamos que a cor do escarro, além de episódios de exacerbações , verão muito variável. (Figura 9)

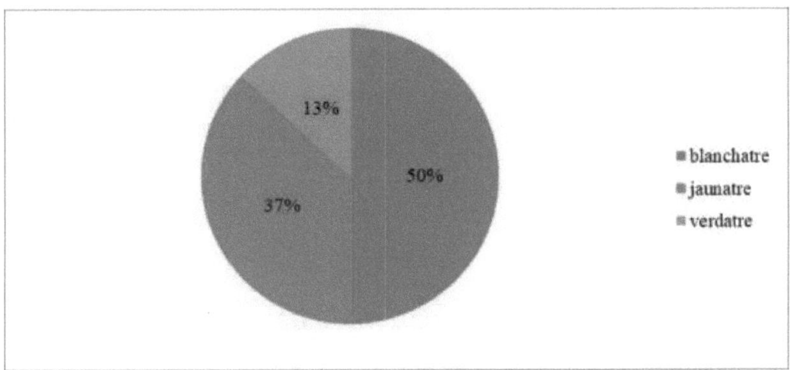

Figura 9: A cor do escarro em pacientes fora das exacerbações

Hemoptise :

Na frente de todos hemoptise , procuramos sinais de gravidade com avaliação de abundância . Hemoptise grave com recurso a embolização em emergência verão diagnosticado em 2 pacientes . A recorrência da hemoptise envolveu 16 casos .

Exame físico :

Fora dos empurrões infeccioso , o exame físico tem foi normal em 85% dos casos . No andar de cima torácica , anormalidades na ausculta pulmonar ter foi dominado por estertores brônquicos roncando . Uma discoteca digital tem foi observada em 15 pacientes mais prontamente nas formas extensa e antiga .

1.3.Estudo paraclínico

1.3.1 Imagem torácico

1.3.1.1 Radiografia torácica padrão

Uma radiografia torácico tem verão praticado em todos os pacientes que retornam patológicos em 95% dos casos . Procuramos anomalias diretas especialmente a clareza tubular (30%), transparente imagens anulares (25%) e multicavitárias (45%) (Figura 10) .

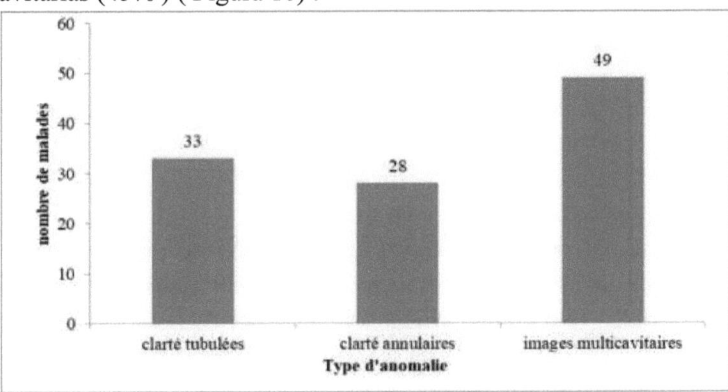

Figura 10: Descrição das anormalidades na radiografia de tórax

15

Nós temos estudado por meio de tomografia computadorizada de tórax a topografia bem como o tipo de lesões. Notamos o predomínio de lesões ao nível dos 2 lobos (38%). A média dos lobos afetados tem foi 3,27.

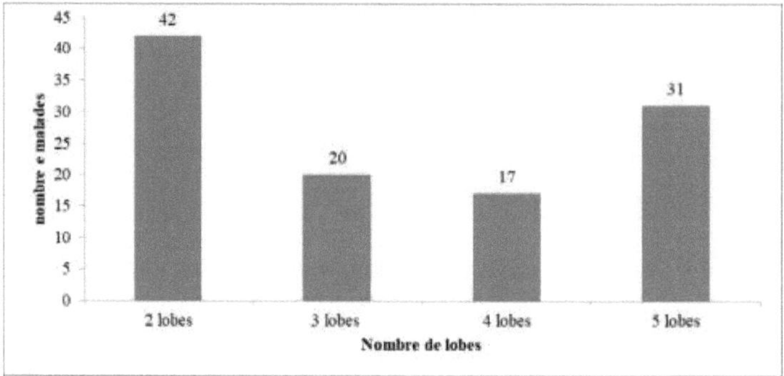

Figura 11: O número de lobos afetados na nossa população

Formas cilíndrico foram as mais presentes em nossa população seguidas pelas formas cístico Então moniliforme (Figura 12). Associações entre os *3* tipos têm verão observado em 51,9% dos casos . Enfisema tem esteve presente em 30,4% dos casos .

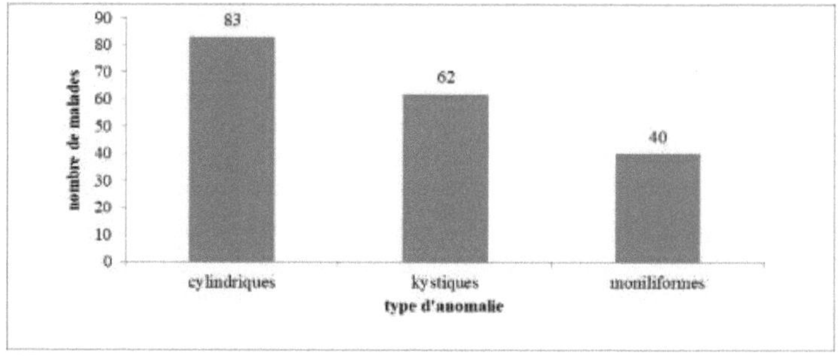

Figura 12: Tipos de lesões na TC de tórax

Outros afetado associados como linfadenopatia mediastino-hilar eram frequente (32%). Deles topografia mediastinal tem verão predominante (91%). Uma pleurisia associado tem verão diagnosticado em 4 casos .

1.3.2 Exame citobacteriológico do escarro

Um ECBC tem praticado em todos os pacientes . Vinte e quatro pacientes ter verão infectados com Pseudomonas Aeruginosa , 5 dos quais foram colonizado . Da mesma forma, vinte e dois pacientes tinha histórico de infecção secundária por um germe exceto piociânico mas sem ser colonizado por estes germes .

Exploração funcional respiratório

O valor que o FEV1 médio foi de 52 % com extremos variando de 17% a 93 %.

ter dividir nossa população em 4 grupos de acordo com o valor em percentual de VEF1 (Tabela 1). Um distúrbio ventilatório obstrutivo tem verão encontrado em 49 casos e o transtorno restritivo de fagon menos em 30 casos .

Tabela I: Distribuição dos pacientes segundo VEF1

Banda	VEF1	(não)	%
luz	> 80	8	7
Moderado	50-80	53	48
Forte	30-49	34	31
muito severo	<30	15	14
Total		**110**	

Tabela II: Características características gerais dos pacientes da nossa população

Características do paciente	
Sexo	46? ; 64 dias
Idade média (ano)	60
IMC (média)	23h39
Dispneia MRC (mediana)	3
VEF (%)	52%
Colonização por Pseudomonas Aeruginosa	5
Colonização por outros germes	0
Número de lóbulos afetados (média)	3
Exacerbação do ano anterior (média)	2
Hospitalização nos últimos 2 anos (média)	1,42

1.3.4 Etiologias da DDB

Investigação etiológico tem verão solicitado para todos os pacientes . Observou-se que a DDB de origem desconhecida (idiopática) tem verão maioria representando 65% dos casos .

As etiologias têm verão caracterizado por seus variabilidade . Tuberculose pulmonar tem verão diagnosticada em 21 pacientes (19%), a DDB secundária tem pneumopatia doença infecciosa grave durante a infância ter verão encontrado em 10 pacientes (9%). Da mesma forma, um doença do sistema ou um vasculite tem verão diagnosticado em 8 casos , citamos como exemplo a poliartrite reumatóide (n=5), síndrome de Gougerot Sjogren (n=2) e Doença de Wegener (n=1).

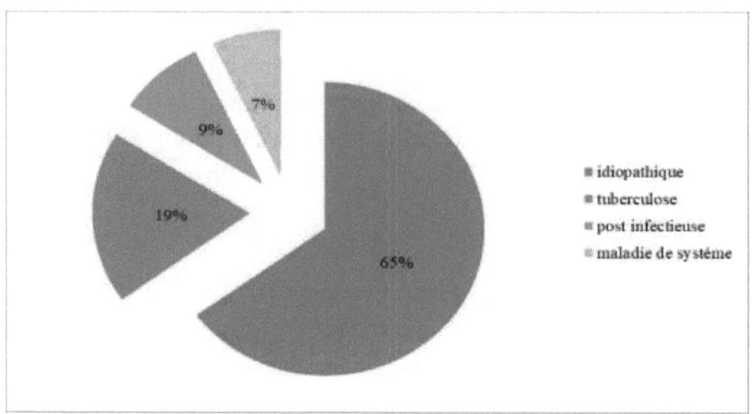

Figura 13: Etiologias da DDB

1.3.5 Processamento DDB

O tratamento durante DDB tem verão caracterizar pela variabilidade da prescrição e depende enormemente dos sinais clínicas de pacientes . Nós temos ilustra os diferentes medicamentos utilizados durante a DDB na Figura 14 .

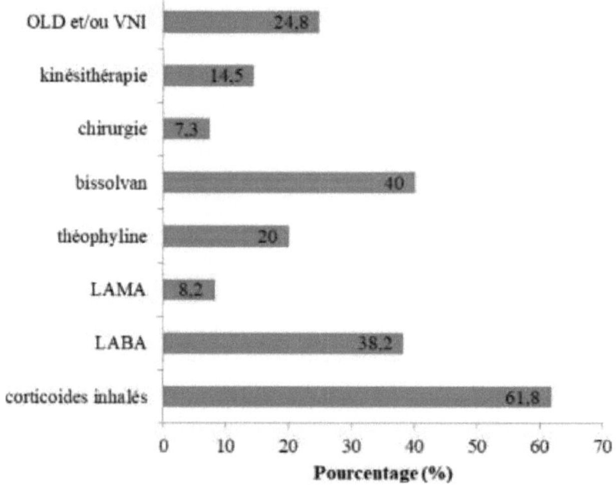

Figura 14 : Medicamentos utilizados durante DDB

1.4 Estudo prognóstico

Nós temos excluído neste parte 8 doente não tendo tido a espirometria (não cooperante), não permitindo assim o cálculo de escores de gravidade . O número total de pacientes neste parte vai ser assim reduzido para 102 casos .

1.4.1 Mortalidade

1.4.1.1 Taxa de mortalidade

Vinte e um pacientes foram morreu ao realizar o estudo . Taxa de mortalidade era portanto , 20,6%.

1.4.1.2 Fatores previsões :

1.4.1.2.1 Idade:

A média idade entre os pacientes morreu tem foi 69±17,6 anos e nos sobreviventes 57,6±17,59 anos com diferença estatisticamente significativa (p=0,009).

Mortalidade aumenta com a idade , passa de 2% para pacientes com menos de 40 anos para 4,9% entre 40 e 65 anos e 13,7% para pacientes com mais de 65 anos. A diferença não é estatiscamente significativa.

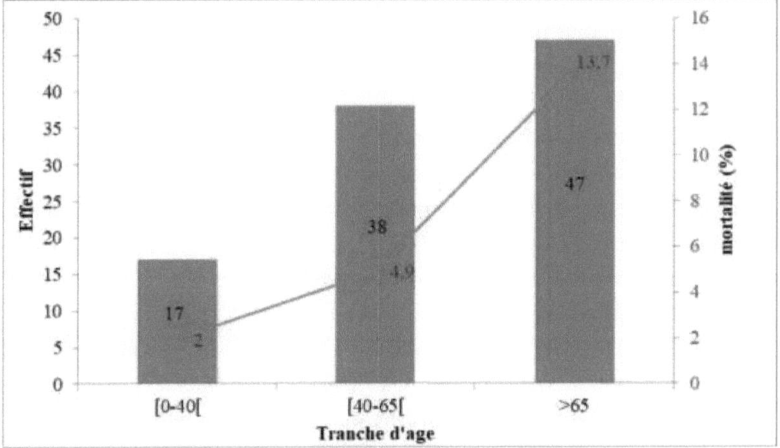

Figura 15 : Mortalidade de acordo com a faixa etária

Tabela III: Tabulação cruzada mortes e faixa etária

Faixa etária (anos)	Morte		Total
	NÃO	%	
0-40	2	2	17
41-65	5	4.9	38
>65	14	13.7	47
total	21	20.6	**102**

1.4.1.2.2 Gênero

A distribuição das mortes de acordo com o sexo apresentou predominância do sexo masculino . Na verdade , quinze mortes sexuais macho ou 25,9% têm verão adiar contra 6 do sexo feminino ou seja, 13,6 % com diferença estatisticamente insignificante (p=0,13).

Tabela IV: Distribuição dos óbitos em função de gênero

Décès	Sexe		Total
	Femme	Homme	
Non	38	43	81
Oui	6	15	21
%	13,6	25,9	-
Total	44	58	102

1.4.1.2.3 Nível socioeconômico

Entre nossa população , a maioria dos pacientes falecido (n = 21) teve uma avaliação boa a média nível socioeconômico com vínculo estatisticamente significativo (p =0,01).

1.4.1.2.4 Comorbidades

Procurámos possíveis correlações entre, por um lado, a mortalidade e, por outro , o número de comorbilidades , o escore de Charlson e por último o tipo de comorbilidade . Nós achamos relação estatisticamente significativa entre mortalidade e escore de Charlson (p=0,004).

O doente ter histórico de diabetes , hipertensão, doença cardíaca isquêmico ter verão estatisticamente mais expostos ao risco de morte (Tabela V).

Mortalidade tem verão alta em pacientes ter IMC inferior a 18 atingindo 47,1% com ligação estatisticamente significativa (p=0,001) (Tabela VI).

Tabela V: Distribuição dos óbitos de acordo com comorbidades

	Número de pacientes	Morte		valor p
		NÃO	%	0,034
Diabetes	18	7	38,8	
HT	28		1242,9	0,001
Doença cardíaca isquêmico	10	5	50	0,015
DPOC	21	7	33,3	0,1
Asma	22	2	9.1	0,13
Refluxo	32	4	12,5	0,17
Obesidade	5	0	0	0,24
Sarampo	0	0	0	-

Tabela VI: Distribuição dos óbitos de acordo com o status de peso

Morte	Status de peso					Total
	<18	18-24	25-29	30-40	>40	-

	não	%	não	%	não	%	não	%	não	%	
Não	9	52,9	26	68,4	38	97,4	7	100	1	100	81
Sim	8	47,1	12	31,6	1	2.6	0	0	0	0	21
Total	17		38		39		7		1		102

1.4.1.2.5 Qualidade de vida

questionário St Georges não pôde ser realizado em pacientes morreu o que nos tem parar estimar a qualidade de vida neste caso particular .

1.4.1.2.6 Tabaco

Doze morte ter eram fumantes ativos de cigarro . O número de pacotes ano MÉDIA tem verão 26 AP. A ligação não foi estatisticamente significativo (p=0,25).

1.4.1.2.7 Hemoptise

Cinco mortes ter verão contas entre os doentes apresentando a hemoptise . A ligação não foi estatisticamente significativo (p= 0,51). A abundância de hemoptise tem verão fraco para os doentes óbitos (p= 0,28). A recorrência da hemoptise nestes doente tem verão observado em 2 casos (p=0,21).

1.4.1.2.8 Número de exacerbações

O número de exacerbação MÉDIA foi 2 com extremos de 1 a 12 exacerbações/ano. Notamos um pico de mortes às 9 horas , coincidindo com pacientes tendo 2 exacerbações/ano. A conexão tem verão estatisticamente significativo (p=0,034) (Figura 16)

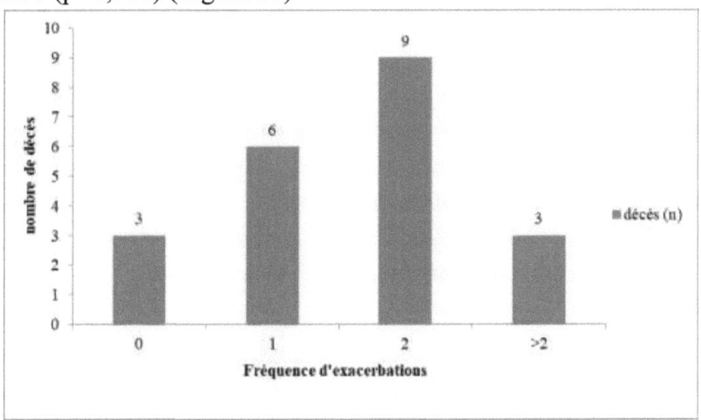

Figura 16: Distribuição dos óbitos de acordo com a frequência das exacerbações

1.4.1.2.9 Número de internações

O número MÉDIA hospitalização foi de 1,42 durante os 2 anos anteriores . Vimos um aumento na moralidade coincidindo com os doentes tendo uma história de hospitalização nos últimos 2 anos . A conexão tem verão estatisticamente significativo (p=0,004). Nenhum caso de morte n / D foi observado em pacientes que não haviam sido hospitalizado nos últimos dois anos .

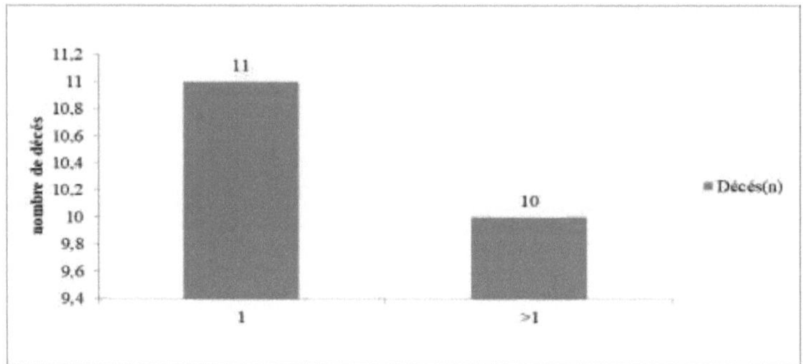

Figura 17: Distribuição dos óbitos de acordo com a frequência de internação

1.4.1.2.10 Infecção

A presença de história de superinfecção por Pseudomonas tem foi observado em 19 pacientes dos quais 2 têm verão morreu . Nenhuma correlação tem verão estabelecida com a mortalidade em nossa população. (p=0,49)

Colonização por Pseudomonas afetou 4 pacientes dos quais apenas 1 morreu . Nenhuma correlação tem verão estabelecida com a mortalidade . (p=0,82)

Estamos procurando um possível superinfecção por germes além de Pseudomonas. Da mesma forma, não foi encontrada nenhuma ligação estatística com a mortalidade . Nós temos ilustra os resultados dos diferentes germes na tabela anexa. Colonização por um destes germes não foi encontrado em nosso série para estudar sua relação com a mortalidade .

Tabela VII: A correlação entre a morte e os diferentes microrganismos objetivos no ECBC

Germe	não	Morte		P
		não%		
Pseudomonas aeruginosa	19	211		0,49
Aspergilose	3	0	0	0,57
Branhamella catarrhalis	5	240		0,27
Candida albicans	2	0	0	0,46
E. Coli	1	0	0	0,60
Haemophilus influenzae	4	125		0,82
Pneumocoque	3	133		0,57
Kleibsielle pneumoniae	1	0	0	0,6

22

| Acinetobacter Baumani | 1 | 0 | 0 | 0,60 |
| Serratia Marcosuras | 2 | 1 | 50 | 0,29 |

1.4.1.2.11 A função respiratório

Estamos procurando um possível relação entre o percentual de VEF1 segundo os 4 grupos e a sobrevida em nossa população. Na verdade , temos obtive os resultados seguinte : não encontramos nenhuma morte no grupo leve , ao contrário dos outros grupos entre quais 6, 10 e 5 mortes ter verão respectivamente encontrados em grupos moderado , grave e muito grave (p=0,034).

Uma análise da mortalidade segundo as curvas de sobrevida de Kaplan e Meier não apresentaram diferença estatisticamente significativa entre os 4 grupos (p=0,71).

1.4.1.2.12 Tipo DDB

Nós temos estuda a relação entre os 3 tipos de DDB com a mortalidade (enquanto sabendo que eles pode estar associado). O número de mortes não foi significativamente diferente dependendo do tipo de DDB e também dependendo da presença ou ausência de enfisema e linfadenopatia hilar Ou mediastinais . Na verdade , o número de mortes alcançado respectivamente 20%, 19% e 19% respectivamente para os tipos cilíndrico , cístico e moniliforme (tabela VIII).

Tabela VIII: Distribuição dos óbitos em função das anormalidades radiológicas na TC de tórax

Tipo	não	Morte		P
		não	%	
Cilíndrico	75	15	20	0,86
Moniliforme	37	7	19	0,89
Cística	59	11	19	0,77
Associações	53	9	17	0,48
Enfisema	31	8	26	0,38
Adenopatia mediastinal / hilar	35	7	20	0,91

1.4.1.2.13 Etiologia

As etiologias que encontramos ter verão caracterizado por seus variabilidade . Tuberculose pulmonar tem verão diagnosticado em 19 pacientes incluindo 4 pacientes morreu ou 21,1%. Um DDB secundário tem um pneumopatia doença infecciosa grave durante a infância verão encontrado em 9 pacientes dos quais apenas 1 morreu . Da mesma forma, um doença do sistema tem verão diagnosticado em 7 pacientes incluindo 2 mortes e um único caso de vasculite (Wegener) sem morte objetiva .

Sem relação estatística n / D verão estabelecido entre as diferentes etiologias e mortalidade (Tabela IX)

Tabela IX: Distribuição dos óbitos em função da etiologia da DDB

Etiologia	NÃO	Morte		P
		não	%	
Tuberculose	19	4	21.1	0,95
Pós- infeccioso	9	1	11.1	0,46
Doença do sistema	7	2	28,6	0,58
Idiopático	67		1420,9	0,91
Total	102		2120.6	

1.4.1.2.14 Tratamento

Não temos uma relação objetiva entre mortalidade e tratamento exceto o uso de Bromexina (p=0,034).

Tabela X : Mortalidade em função de tratamento

Medicamento	NÃO	Morte		P
		não	%	
Corticosteróides inalados	64	13	61,9	0,93
LAMA	8	2	9,5	0,75
LÁ	40	8	38,1	0,91
Teofilina	21	4	19	0,85
Bromexina	40	4	19	0,034
Cirurgia	8	2	25	0,75
ANTIGO e/ ou NAV	25	7	28	0,24
Fisioterapia respiratório	14	2	14	0,53

Pontuações de gravidade

Pontuações BSI e FACED

Nós temos estuda as variáveis que definem o FACED e o escore do BSI. A distribuição dos pacientes por variável de acordo com cada pontuação tem verão ilustrado nas tabelas 9 e 10.

Estudamos então as características dos pacientes em cada um dos 3 grupos de risco para cada pontuação. Nós ter encontrar uma diferença na distribuição dos pacientes dependendo da pontuação utilizada .

1.4.2.1 Pontuação FACED

Com base na pontuação FACED os resultados ter verão como segue: o grupo "leve" incluiu 32 pacientes (31,4%), o grupo " moderado " 48 pacientes (47%) e o grupo " grave " 22 pacientes (21,6%).

Tabela XI: A pontuação FACED

Variável	Amostra (n=102)	
	não	%
VEF1		
<50%	56	55
>50%	46	45
Idade (ano)		
>70	33	32
<70	69	68
Colonização por Pseudomonas		
Aeruginosa	98	96
Não	4	4
Sim		
Extensão radiológica		
>2 lóbulos	102	100
<2 lóbulos	0	0
Dispneia - mMRC		
> II (III e IV)	47	46
< II (0-II)	55	54

1.4.2.2 Pontuação BSI

O escore BSI possibilitou classificar os pacientes em banda " leve " incluindo 22 pacientes (21,6%), " moderado" » correspondendo a 21 pacientes (20,6%) e grave a 59 pacientes (57,8%).

Tabela XII: A pontuação do BSI

Variável	Amostra (n=102)	
	NÃO	%
Idade (ano) <50	46	45
50-69	31	30
70-79	14	14
>80	11	11
Índice de massa corporal (IMC) <18,5	9	9
>18,5	93	91
VEF(%)		
>80%	12	12
50-80%	45	44
30-49%	31	30
<30%	14	14
Hospitalizações nos últimos 2 anos não	31	30
Sim	71	70
Exacerbações durante o ano anterior 0-2	72	71
>3	30	29
Dispneia - DRC 1-3	74	73
4	26	25

5	2	2
Colonização por Pseudomonas Aeruginosa não	98	96
Sim	4	4
Colonização por outro microrganismo não	102	100
Sim	0	0
Extensão radiológica (> 3 lobos e/ ou DDB cística)		
não	61	59
Sim	41	41

1.4.2.3 Ligação entre as pontuações do BSI e do FACED

estudo bivariado mostrou associação estatisticamente significativa entre o BSI e os escores do FACED (teste de Pearson, p<0,0001) .

Tabela XIII: Classificação dos pacientes pelos escores FACED e BSI

BSI	ENFRENTADO			
	Luz	**moderado**	**Forte**	**Total**
Luz	14 (43,8%)	5 (104%)	3 (13,6%)	22 (21,6%)
Moderado	6 (18,8%)	14 (29,2%)	1 (4,5%)	21 (20,6%)
Forte	12 (37,5%)	29 (60,4%)	18 (81,8%)	59 (57,8%)
Total	32 (31,4%)	48 (47,1%)	22 (21,6%)	102 (100%)

Escores de gravidade e mortalidade

A pontuação do BSI tem foi mais sensível que o escore FACED para prever mortalidade com maior área sob a curva (AUC) (0,77 versus 0,67) e uma valor de p mais significativo (p<0,0001).

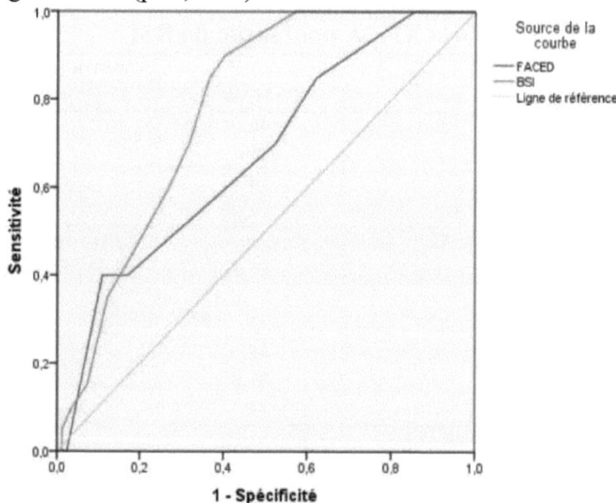

Figura 18: Curva ROC : Mortalidade de acordo com as pontuações FACED e BSI

Escores de gravidade e previsão de internações

O doente hospitalizado a vezes durante os dois anos anteriores são principalmente aqueles no grupo grave e moderado respectivamente para a pontuação BSI e FACED e com um superioridade para o BSI, uma vez que reúne 24 pacientes contra 18 do FACED. Se estamos interessados nos doentes hospitalizado mais de um vezes nos dois anos anteriores , encontramos 34 pacientes classificados como ICS grave versus 18 pacientes moderados com FACED . (tabela XIV)

A pontuação do BSI tem foi mais sensível que o escore FACED para prever hospitalizações com maior AUC (0,95 versus 0,69) e valor de p mais significativo (p<0,0001).

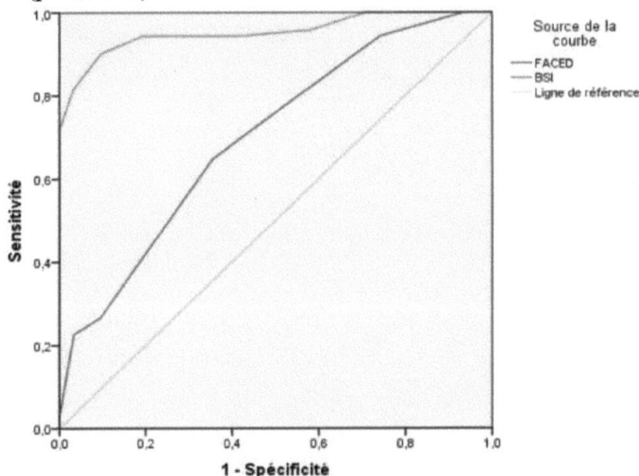

Figura 19: Curva ROC : Hospitalizações de acordo com as pontuações FACED e BSI

Tabela XIV: Distribuição das internações em função da pontuação de gravidade

	Hospitalização n=1			Hospitalização n >1		
	Luz	Moderado	Forte	Luz	Moderado	Forte
BSI	4	7	24	0	2	34
ENFRENTADO	10	18	7	6	18	12

Escores de gravidade e previsão de exacerbações

Pacientes que têm teve 2 exacerbações por ano antigo são principalmente aqueles do grupo grave e moderado respectivamente para o escore BSI e FACED (11 pacientes versus 13 respectivamente). Exacerbações mais frequentes além de 2 têm foram objetivos em pacientes classificados como graves pelo escore BSI de número 28 , mas também no grupo moderado via FACED em 15 pacientes . (Tabela XV).

A diferença entre as duas pontuações não foi significativa com uma AUC de cerca de 0,65 e 0,64 respectivamente para as pontuações FACED e BSI e uma valor de p semelhante (p=0,02). Esses resultados mostre que as 2 pontuações são pode sensível na previsão de exacerbações, uma vez que suas AUCs correspondentes não excedem 0,7.

Tabela XV: Distribuição das exacerbações em dependendo da pontuação de Gravite

Exacerbação n=2 Exacerbação n >2

	Luz	Moderado	Forte	Luz	Moderado	Grave [1]
BSI	4	6	11	1	1	28
ENFRENTADO 5	13		3	8	15	7

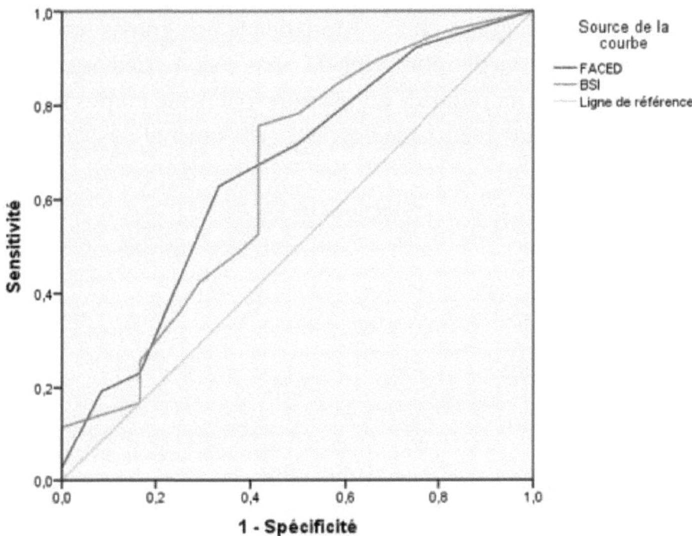

Figura 20: Curva ROC : exacerbações segundo FACED e BSI

Pontuações de gravidade e sobrevivência

A distribuição dos óbitos dentro dos grupos de risco mostrou seu predomínio no grupo grave para ICS onde se encontra a maioria dos pacientes . mortes (20 pacientes) com apenas um paciente pertencente ao grupo moderado , ao contrário do escore FACED, onde encontramos a distribuição dos óbitos como o seguinte : 3 no grupo leve (10%), 10 no grupo moderado (21%) e 8 no grupo grave (36%). (Tabela XVI)

Tabela XVI: O número de óbitos em função da pontuação de gravidade

	Tópicos	Mortes	
		N	N %
BSI			
Luz	22	0	0
Moderado	21	1	5
Forte	59	20	34
ENFRENTADO			
Luz	32	3	10
Moderado	48	10	21

Nós temos constrói as curvas de sobrevida em dez anos de Kaplein e Meyer de acordo com os escores FACED e BSI. As curvas ter verão diferente em função da pontuação de gravidade usado .

Para a pontuação do BSI : A curva de sobrevivência mostra uma mortalidade importante e precoce no grupo grave . Mortalidade nos grupos leve e moderado não é significativa, a curva de sobrevivência neste caso Leste horizontais .

Para o escore FACED : mortalidade atinge principalmente grupos moderada e grave com curva de sobrevivência decrescente rapidamente e especialmente para o grupo severo .

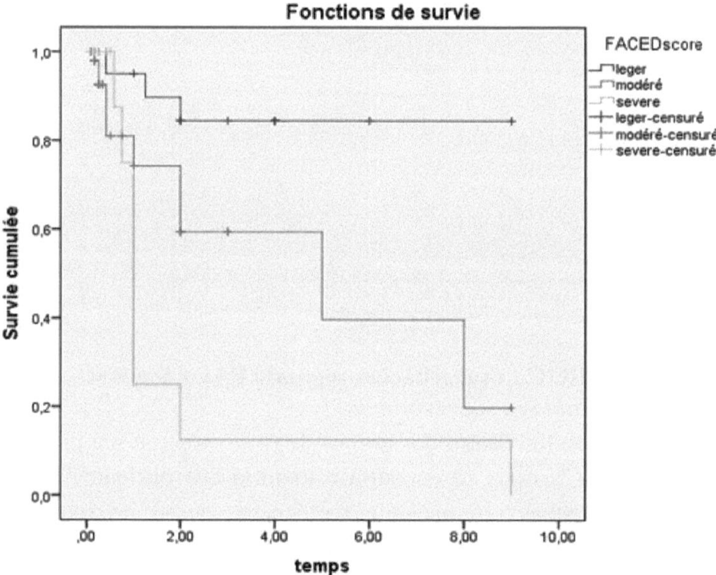

Figura 21: Curva de Kaplein e Meyer em função da pontuação FACED

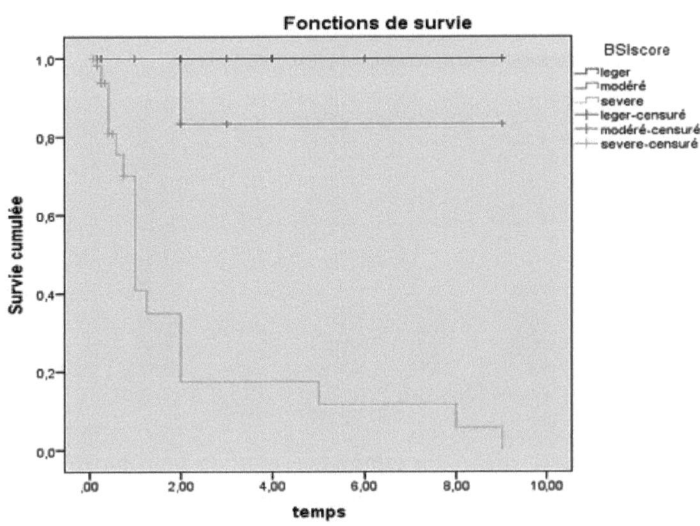

Figura 22: Curva de Kaplein e Meyer em função da pontuação BSI

De acordo com esses resultados , a pontuação do BSI reflete muito melhor a realidade . Para isso , iremos Pesquisar outros parâmetros que existem correlaciona .

1.4.2.8 Pontuações de gravidade e etiologias

Nós temos estuda a relação entre as diferentes etiologias da DDB e os escores de gravidade . Descobrimos que no caso da DPOC os 2 escores são. divergente . Na verdade , a pontuação do BSI classifica a maioria dos pacientes com DPOC (81%) para o grupo grave com ligação estatisticamente significativa (Figura 23). Este não é o caso da pontuação FACED ou apenas 21% são grave (Figura 24). Para as demais etiologias não foi encontrada diferença .

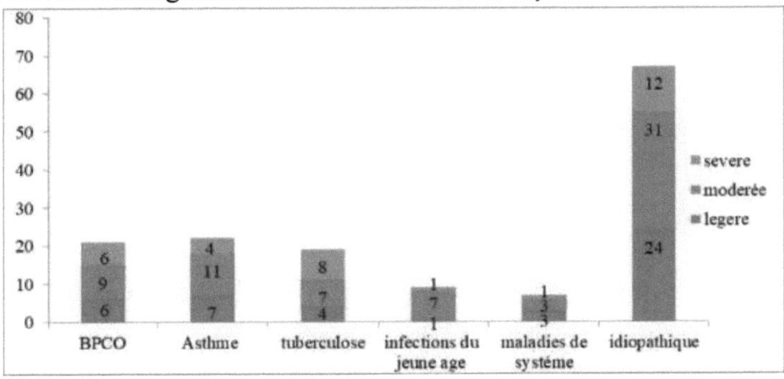

Figura 23: Distribuição das etiologias de DDB segundo FACED

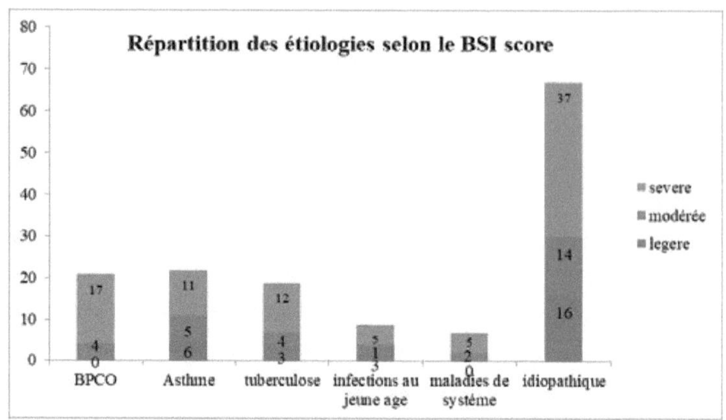

Figura 24: Distribuição das etiologias segundo pontuação do BSI

Pontuações de gravidade e comprometimento radiológico :

Nós procuramos a possível relação entre o tipo de bronquiectasia , o número de lobos afetados , linfadenopatia hilar e mediastinal e enfisema com escores FACED e BSI. Nossos resultados ter verão em Favor de uma relação estatisticamente significativa entre uma associação de 2 ou mais tipos de DDB com as 2 pontuações. Mas esta relação tem verão diferente dependendo da pontuação utilizada .

Na verdade , se utilizássemos o FACED teríamos 30 pacientes com classes de gravidade moderado enquanto o BSI classifica mais pacientes (37 casos) entre os graves (Figuras 25 e 26). A pontuação do BSI reflete Por isso melhor severidade radiológico .

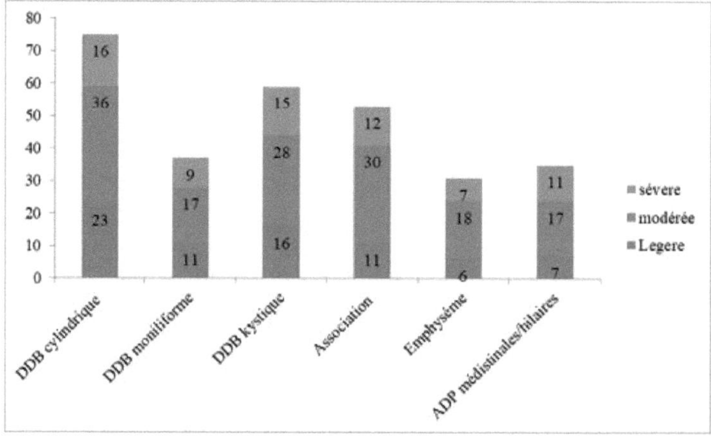

Figura 25: Distribuição de lesões radiológico de acordo com a pontuação FACED

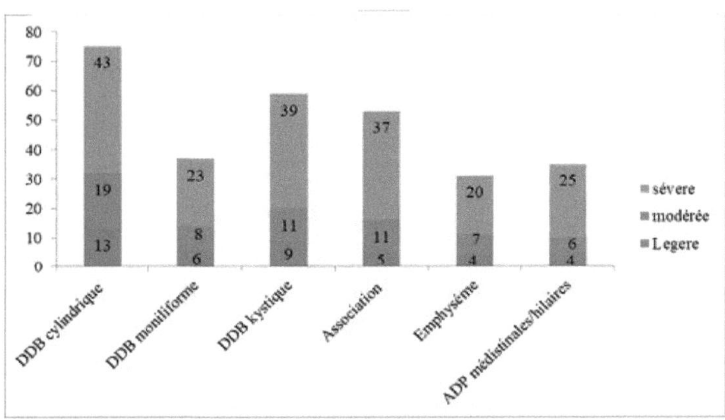

Figura 26: Distribuição de lesões radiológico de acordo com a pontuação do BSI

Pontuações de gravidade e VEF1

ligação estatística tem foi significativa entre o valor do VEF1 e os dois escores de gravidade (p<0,001).

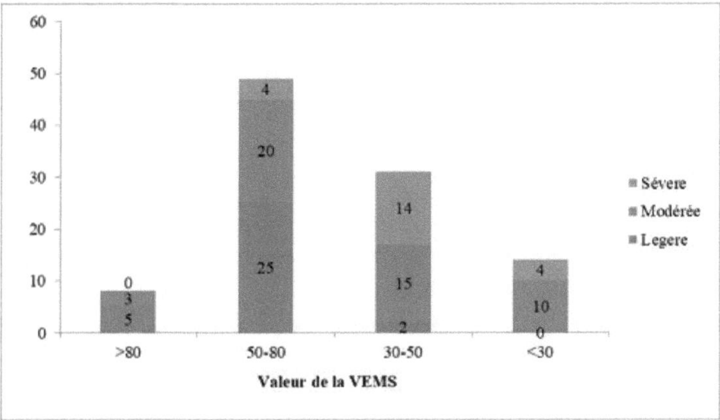

Figura 27: Distribuição dos pacientes de acordo com pontuação FACED e VEF1

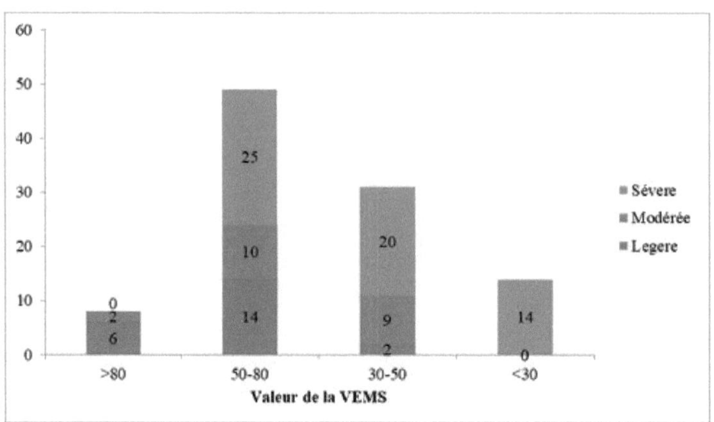

Figura 28: Distribuição dos pacientes de acordo com a pontuação BSI e FEV1

1.4.2.11 Escores de gravidade e qualidade de vida

A qualidade de vida tem verão estimado com base no SGRQ . Nós temos calcula os 3 componentes da pontuação: sintomas , atividade e impacto, a fim de para obter o SGRQ total. Para isso , temos excluiu da nossa população os doentes mortes nas quais o questionário não foi fazer . Assim , obtemos 82 pacientes .

Na verdade , a mediana do total do SGRQ varia em função da pontuação de gravidade usado . Olhando para a pontuação do BSI, a mediana do total mais alto do SGRQ era igual a 67 e correspondeu ao grupo grave . Outros grupos moderado e leve têm tiveram SGRQ total igual a 50 e 47 respectivamente . Para o escore FACED a mediana do SGRQ foi. verão quase o mesmo no grupo moderado que grave com valores respectivamente 65 e 64 e menos da ordem de 44 no grupo light . (Figuras 29 e 30).

Nós não encontramos uma ligação estatística significativa entre o SGRQ e os escores de gravidade , os valores de p têm verão igual a 0,7 e 0,44, respectivamente, para os escores BSI e FACED (teste exato de Fisher). Da mesma forma, nenhuma relação estatística n / D verão encontrado entre as 3 partes do SGRQ (sintoma , atividade e impacto) com os escores BSI e FACED (Tabela XVII).

Por outro lado , existe uma relação estatística significativa entre o SGRQ e a escala HAD , o número exacerbações e internações (Tabela XVIII).

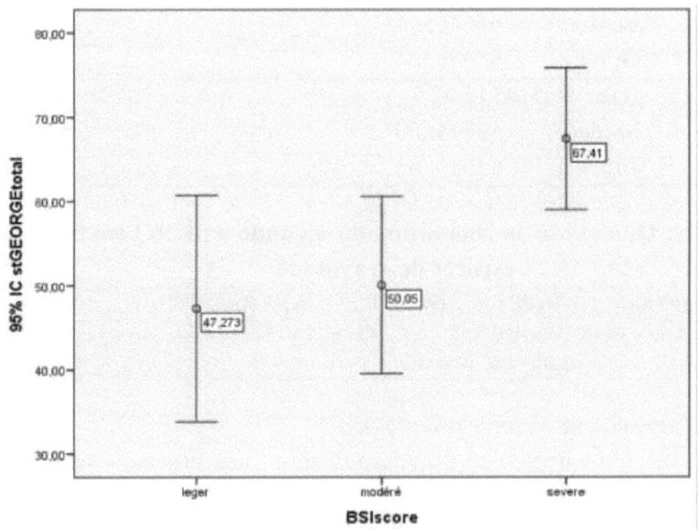

Figura 29: O SGRQ total em cada grupo de gravidade de acordo com a pontuação do BSI

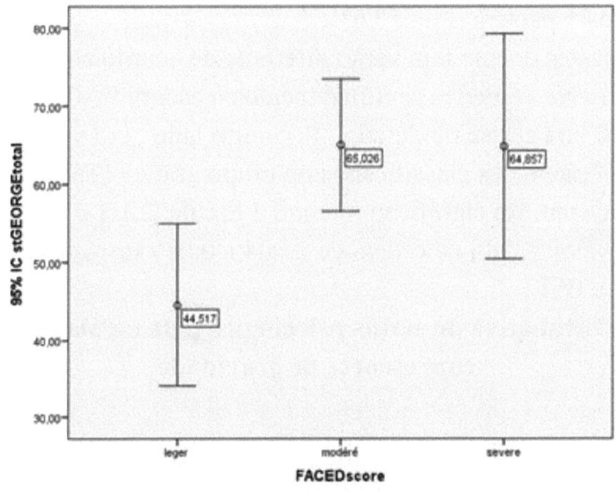

Figura 30: O SGRQ total em cada grupo de gravidade de acordo com a pontuação FACED

Tabela XVII: Distribuição dos pacientes de acordo com o SGRQ e escores de gravidade

Pontuação de gravidade	do SGRQ SGRQ SGRQ SGRQ sintomas atividade de impacto total
ENFRENTADO Luz	42 48 41 44

	Modere	65646565
	Grave	65636364
BSI	Luz	46514547
	Modere	52474650
	Grave	65686867

Tabela XVIII: Qualidade de vida estimada segundo o SGRQ em função dos escores de gravidade

SGRQ	Número da escala THA de exacerbações /ano	Número ANTIGO/VNI de internação /2 anos	
total	<0,001	<0,001	0.006 0.001

Pontuações de gravidade e status psicológico :

Para avaliar o estado psicológico do nosso doente , nós baseiam- se na Escala HAD que permite desvalorizar ansiedade e depressão. Uma pontuação total (ansiedade + depressão) superior a 15 ou componente (ansiedade ou depressão) maior que 11 significa a presença de um transtorno de ansiedade Ou depressão no paciente . Nós temos coleta 45 pacientes ter um transtorno de ansiedade-depressivo entre 81 pacientes ou 55,6%.

A distribuição destes doente tem verão diferente de acordo com a pontuação de gravidade usado . Na verdade , se utilizássemos o escore FACED teríamos 27 pacientes (60 %) na classe moderado . Por outro lado , em utilizando o escore BSI, teríamos 27 pacientes classificados no grupo grave . (Tabela XIX)
relação estatística tem foi significativo entre a Escala HAD e os 2 escores de gravidade , o " valor p " foi da ordem de 0,004 e 0,039 respectivamente para o escore FACED e BSI.

Tabela XIX: Estimativa de status psicológico pela escala HAD de acordo com escores de gravidade

Pontuação de gravidade		Escala HAD positiva
ENFRENTADO	Luz	9
	moderadamente	27
	gravidade	9
BSI	Luz	8
	moderadamente	10
	gravidade	27

1.4.3 Estudo multivariado de mortalidade

regressão logística binário tem verão usado para procurar fatores de risco independente da mortalidade em nossa população. Nós temos encontra 8 fatores : o número de comorbidades , DRGE, asma associados , HTA, o nível socio-econômico médio a alto , o número internações /2 anos, isolamento de Branhamella catarrhalis, não uso de Bromexina.

Tabela XX: Fatores de risco de mortalidade após estudo multivariado

Variáveis	TEM	RR (IC 95%)	Valor P
Sexo	-1,61	0,58	0,45
Idade	-0,054	0,28	0,59
Nível socio-econômico aluno	3,58	36,37	0,006
Nível socio-econômico MÉDIA	2,77	13h33	0,038
IMC	-0,67	0,000	0,62
HT	2.6	3.6	0,3
Diabetes	-0,2	0,00	0,996
DPOC	-1,58	0,13	0,71
Asma	-4.011	3.032	0,082
Doença cardíaca isquêmico	-1,05	0,01	0,998
RGO	-4,71	0.012	0.005
Nombre de comorbidites	1,14	6,13	0.001
CCI	0,44	0,29	0,59
Abondance de l'hemoptysie	12-13	1,14	0,77
Recidive de l'hemoptysie	0,14	1,5	0,88
Branhamella Catarrhalis	1,44	1,39	0,24
Internações /2 anos	-1,72	1,33	0,25
Intervalo hospitalizações	4,75	3.15	0,043
Exacerbações/1 ano	-0,46	0,13	0,71
Bromexina (não usada)	1.06	2,89	0,27

4. Discussão

1. Epidemiologia

1.1 Impacto

Dependendo do país

DDB é um problema especialidade de saúde público em Tunísia e em todo o mundo responsáveis de um despesas significativas com a saúde . Na verdade , isso patologia permanente muito tempo sob diagnóstico até o advento do scanner de tórax multibarettes que desempenharam um papel importante em seu diagnóstico.

Na Europa, o número internação por DDB é em aumento claro com uma média de 2,9% ao ano em Alemanha entre 2005 e 2011 (18). Na Espanha é estima que a prevalência de DDB varia entre 42 e 566/100.000 habitantes.(14)

No Reino Unido , a prevalência do TDC entre as mulheres aumentou aumenta de 350,5 por 100 mil habitantes em 2004 para 566,1 por 100 mil habitantes em 2013 e entre os homens de 301,2 por 100 mil habitantes em 2004 para 485,5 por 100 mil habitantes em 2013 (2).

Nos Estados Unidos, Seitz et al (2012) relatórios um aumento na prevalência anual A chegar em 8,7% (19).

Coreia do Sul (20), estima-se que a incidência de DDB atinja 464/100.000 habitantes. A partir disso feito , consideramos que o DDB não é raro , especialmente porque o custo das despesas de saúde por ano atinge 218 EUR nestes doente .

Na Tunísia , apesar de estudos recentes realizado neste patologia , nenhuma de entre Ela n / D estima a verdadeira prevalência de DDB. Qual é conhecido É o que é uma causa comum hospitalização em pneumologia .

Nosso estudo concentrou-se em 110 casos de DDB difusa acompanhados no departamento de pneumologia do hospital Hedi Chaker em Sfax.

De acordo com o gênero

O ataque ao sexo macho tem predominou em nosso estudo ao contrário do que relata a literatura . Na Europa, uma meta- análise (10) relativa a 7 coortes Os europeus (Escócia, Irlanda , Itália, Bélgica, Grécia, Inglaterra , Sérvia) mostraram a predominância do sexo feminino em todas as coortes . Da mesma forma, nos Estados Unidos (EUA) o registo Pesquisa americana sobre dilatação brônquica (21) contabilizou 1.826 casos de TDC coletados entre 2008 e 2014, sendo 76% de sexo. feminino . Um viés de seleção pode explicar essa diferença já que Estamos particularmente interessados em BDDs difusos que possam influenciar os resultados .

Tabela XXI: Distribuição por sexo na série

	Período estudar	Homem(%)	Fêmea(%)
Nosso estudo	2009-2019	58	42

Escócia	2011-2015	39,3	60,7
Irlanda	2008-2015	32,9	67,1
Itália	2011-2015	41,2	58,8
Bélgica	2006-2012	49	51
Grécia	2010-2015	36	64
Angletaire	2009-2013	40,5	59,5
Sérvia	2010-2015	29.2	70,8
EUA	2008-2014	24	76

De acordo com a idade

O sistema imune Leste menos eficaz em crianças pequenas e idosos , o que leva a um aumento da incidência de infecção nestes dois grupos (22). O DDB foi mais frequentemente descrito como começando na infância, particularmente nos primeiros cinco anos de vida, com tendência a melhorar significativamente no final da adolescência e depois piora dos sintomas na faixa etária de 50 a 60 anos (23,24). Do nosso dias , descrevemos esse patologia mais significativa em indivíduos mais velhos (22).

Na Europa, a idade média de pacientes com TDC varia entre 59 e 66 anos de acordo com a meta- análise que envolveu 7 coortes Europeu (10).

Nos Estados Unidos , o registro A pesquisa americana sobre dilatação brônquica destacou uma média idade 64±14 anos. A faixa etária predominante tinha entre 50 e 79 anos (21).

Em nosso estudo, a idade MÉDIA tem tinha 60 anos com extremos variando de 16 a 90 anos e pico de frequência na faixa etária acima de 70 anos.

Tabela XXII: Idade média de pacientes de acordo com a série

Series	Período estudar	Meia idade	
Nosso estudo	2009-2019	60	
Escócia	2011-2015	65,3	
Irlanda	2008-2015	60,5	
Itália	2011-2015	65,1	
Bélgica	2006-2012	66,4	
Grécia	2010-2015	59,3	
Inglaterra	2009-2013	59,1	
Sérvia	2010-2015		62
EUA	2008-2014		64

1.2 Estudo clínico

1.2.1 Hábitos (fumar)

Exposição ativa e passiva à fumaça do tabaco é bem conhecido como importante fator de risco para doenças respiratórias crônicas .

Na Europa, uma meta- análise interessou 7 coortes europeu prospectivo: Monza, Itália; Dundee e New Castle, Reino Unido ; Lovaina, Bélgica; Barcelona , Espanha ; Atenas, Grécia; Galway, Irlanda . Ela estudou 1.258 casos de DDB , 36% dos quais tinham a história de tabagismo (25).

Na Turquia , foi realizado um estudo prospectivo realizado por Onen et al em 98 casos de DDB (12). Mostrou que 24,5% dos pacientes eram tabaco com um média de 8,69±18,11 AF.

Nos Estados Unidos , a percentagem de fumadores tem verão estimado em 40% (21).

Relativo nosso estudo, fumar é mais comum do que na literatura chegando a 45% com um média de 26 AP. Isso pode ser explicado pela taxa cada vez mais alta de tabagismo . A retirada interessaram apenas 24 pessoas .

1.2.2 História pessoal

No Reino Unido , Jennifer et al estudou 18.793 casos de DDB entre 2004 e 2013. Mostrou que 63,4% dos pacientes tendo um DDB tinha pelo menos a doença concomitante . Entre os quais asma foi a patologia mais comum (42,5%) seguida pela DPOC (36,1%) (2).

Na Turquia , os pacientes tiveram pelo menos a comorbidade em 53% dos casos das quais a doença cardiovascular (19,4%), hipertensão (21,4%) e diabetes (5,1%).

Na Europa, Sara et al encontram que a DPOC associada à DDB diz respeito a 15% dos casos ou que a asma tem verão menos comum (3, 25).

Em nosso estudo, a história médica pessoal é comum , atingindo 84% dos casos . DRGE tem verão o antecedente mais comum (29%). Outros antecedentes verão relatórios notavelmente hipertensão (27%), asma (20%), DPOC (19%), diabetes (17%) e finalmente ATCD cardiovascular (doença arterial coronariana e arritmia ou condução) em 15% dos casos .

Na verdade , a doença do refluxo gastroesofágico (DRGE) não é não incomum durante patologias respiratórias crônicas . Na Austrália , a prevalência da DRGE sintomática e sintomática ou não tem verão estimado por Lee et al entre 26 a 75% com frequência significativa de microaspiração do líquido gástrico na árvore traqueal brônquico (26).

Com base nos diferentes comorbidades , o escore de Charlson foi estabelecido . Treze pacientes ter teve um ICC negativo , a maioria dos pacientes ter obteve pontuação entre 1 e 4 (66%).

1.2.3 Motivo da consulta

Nos Estados Unidos , o registo A pesquisa americana sobre DDB (21) descreveu os principais sintomas relatados pelos pacientes : tosse (73%) que é produtiva em 53% dos casos , dispneia (64%), fadiga (50%).

Na Europa, uma meta- análise mostrou que 75% dos pacientes tive a tosse crônica , 62% a broncorreia manhã , 15% a hemoptise (25).

Esses resultados são diferente do nosso devido à variabilidade dos sintomas durante a DDB . Na verdade , na nossa população , a dispneia de esforço era predominante (99%). Tosse crônica produtiva é Também comum (82%), assim como broncorreia manhã (46%), dor infecções torácicas (31%), infecções respiratórias inferiores (26%) e, finalmente, hemoptise (25%). Essa diferença pode ser explicado pela mudança epidemiológico e etiológico de acordo com a origem geografia dos pacientes no mundo (27).

1.3 Estudo paraclínico

1.3.1 Imagem torácica : Contribuição da TC torácica multibaretas

scanner de tórax multibaretas representado atualmente o padrão GOLD no diagnóstico de TDC. Ele joga também um papel importante na determinação da gravidade da doença desde que ele constitui um elemento da pontuação FACED e BSI.

1.3.1.1 Número de lobos afetados

Em nosso estudo, estávamos particularmente interessados em DDBs distribuídos com o objetivo principal epidemiológico desde estes são maioria no

mundo e em nosso país. Na verdade , num estudo multicêntrico , Lynch et al descobriram que o DDB localizado representa apenas 5% da população (28). Os resultados não foi diferente nos Estados Unidos , onde apenas 11% dos pacientes tive um DDB localizado (21). Da mesma forma, uma meta- análise espanhola (8) mostrou um. média dos lobos afetados em torno de 2,52 ±1,2.

Em segundo lugar , nosso o interesse na DDB, particularmente difusa, é justificado desde este parece ser mais grave de acordo com a literatura (23).

1.3.1.2 Tipos de DDB

A identificação dos três tipos de DDB (cilíndrico , moniliforme , cístico) envolve mesmo assim, pouco interesse clínico e não orienta a avaliação etiológico . Por outro lado , a bronquiectasia cístico são associado a um pior prognóstico em termos de declínio funcional , purulência do escarro e crescimento de Pseudomonas Aeruginosa (28).

Em nosso estudo, os DDBs cilíndricos são predominante (75%), seguido pelas formas cístico (56%). Enfisema pode ser encontrados durante o DDB, Loubeyre et al (29) demonstrado em um estudo retrospectivo realizado na França que 45% dos pacientes tinha enfisema associada a lesões DDB enquanto destacando a relação entre enfisema e extensão radiológica e gravidade da DDB. Em nosso estudo, o enfisema é comum atingir 30,4% dos pacientes isso pode dever -se-á , por um lado, à extensão radiológico já que nós Estamos interessados no TDC difuso e, por outro lado, na prevalência não negligenciável de DPOC associada

(15%).

1.3.2 Exame citobacteriológico do escarro (ECBC)

A infecção respiratório constitui um ponto de viragem evolutivo no futuro da DDB a partir do qual o interesse identificar os microrganismos no escarro do paciente e isso seja durante as exacerbações que o estado estável para pesquisar a provável colonização (30).

Pseudomonas Aeruginosa e Haemophilus influenzae (HI) são as duas bactérias mais comuns isolado em escala em todo o mundo , embora as proporções variem dependendo dos países e das populações (27). Uma meta- análise feito por Finchk et al (31) em 2015 cerca de 3.683 pacientes com TDC mostrou que 21,4% dos pacientes tive a colonização pela piocianina e que nestes pacientes , mortalidade , frequência de internações bem como as exacerbações foram multiplicadas por três em comparação com indivíduos não colonizados . Mais recentemente em 2019, foi realizado um estudo prospectivo realizado por Amorim et al (30), mostrou que a colonização por HI e Pseudomonas Aeruginosa foi freqüente em Portugal atingindo respectivamente 32,3% e 30,1%.

Nossos resultados são diferentes daqueles da literatura . Na verdade , a colonização por Pseudomonas Aeruginosa foi identificado em 4 pacientes apenas ou 3,6%. Por outro lado , uma história de superinfecção pelo mesmo germe sem poder complete a definição de colonização representa 17,3% da nossa população. Esses resultados pode ser explicar uma vez que na maioria dos casos e particularmente num estado estável , o pedido de um ECBC não é uma prática comum.

Exploração funcional respiratório

Ela deve ser realizado em um estado estável , fora dos surtos infeccioso . Pacientes com bronquiectasias não apresentam perfil funcional específico . As anomalias observadas refletir a extensão das lesões, a sua gravidade e possíveis doenças respiratórias associado .

De acordo com as recomendações Estudos espanhóis de 2018 (14), uma síndrome obstrutiva é observada na maioria dos pacientes, particularmente em indivíduos tabaco e/ ou sofrendo de DPOC. A associação tem uma síndrome restritiva Leste frequente , geralmente devido à presença de territórios atelectasia ou não ventilado devido a secreções obstrutivas , isso pode ser observado durante a tuberculose pulmonar e nas formas fibrosante destrutivo .

Medir o VEF1 é essencial para calcular os escores de gravidade . Uma meta-análise (25) mostrou uma a mediana do VEF1 é de 73%. Um estudo prospectivo no Brasil (32) mostrou uma valor o VEF1 médio foi de 48±14,8%.

Na Tunísia não temos outros estudos avaliando o perfil funcional de pacientes sofrendo de TDC. Nossos resultados não são diferentes daqueles da literatura já que o distúrbio ventilatório obstrutivo é predominante em 44,5% dos casos , o transtorno restritivo desta forma pelo menos 27,3%. O valor que o VEF1 médio em nossa população é de 52%.

2. A mortalidade

Até Atualmente , não temos o suficiente estudos sobre mortalidade durante do DDB. Esta patologia que verão considerado sem seriedade anteriormente já não o é hoje , uma vez que estudos recentes mostrou seu impacto na sobrevida de pacientes bem como em seus qualidade de vida.

Loebinger et al (5) têm poderia acompanhar pacientes com DDB em um período de 14 anos em estudo de validação do SGRQ na DDB. Os autores têm poderia descreva de uma maneira detalhado o impacto do DDB na mortalidade : 29,7% dos pacientes são mortes durante o acompanhamento , isso o valor foi o dobro disso esperado de acordo com expectativa de vida em indivíduos em Reino Unido . A causa da morte foi respiratório em 70,4% dos casos .

Outros estudos mostraram uma mortalidade importante ligados ao DDB em particular em Turquia (16,3%) com um sobrevivência média estimado em 44,06±1,6 meses (12). Na Bélgica (33), um estudo mostrou uma prevalência de DDB de 539 casos entre 20.998 pacientes consultados para doença respiratório ou 2,6%. Mortalidade tem verão importante atingindo 10,6%.

Por outro lado , em Alemanha , mortalidade permanece estável entre 2005 e 2011, estimado em 0,003/100 mil habitantes, o que é a valor baixo (18).

Coreia do Sul , estima -se a mortalidade intra-hospitalar de 2,9 % entre os pacientes tendo DDB e 1,4% morrem especificamente de DDB (20).

Na Tunísia não encontramos estudos que permitem para avaliar a mortalidade vinculado ao DDB. Nossos resultados são semelhantes aos da literatura , a mortalidade alta em torno de 19,1%. Fatores de risco para mortalidade ter verão estudou e será detalhes subseqüentemente .

Tabela XXIII : Mortalidade de acordo com a série

Series	Reino Unido	Turquia	Bélgica	Coreia do Sul	Nosso estudo
Período estudar	1994	2000-2005	2006-2009	2012-2017	2018-2019
Número de casos	111	98	539	1.400.000	110
Mortalidade (%)	29,7	16.3	10.6	2.9	19.1

3. Os elementos do prognóstico

Diversos fatores pode influenciar a gravidade do DDB. Podemos citar os fatores epidemiológico como idade , sexo , comorbidades , fatores clínicas , função pulmonar , anormalidades radiológicas , genética , microbiologia e inflamação sistêmico . Todos estes fatores ter foram bem estudados em uma revisão da literatura (34) e foi resumido na Tabela XXIV.

Tabela XXIV : fatores influenciando o prognóstico da DDB na literatura		
Configurações clínicas	**Elementos de um bom prognóstico ou DDB leve**	**Elementos do mal prognóstico ou DDB grave**
Bacteriologia	Sem germes Ausência de colonização por HI	**Pseudomonas aeruginosa** Staphylococci Aureus Methy R Enterobacteria Carga bacteriana gram negativa alto
Radiologia	<3 lóbulos DDBs cilíndricos	**> 3 lóbulos** **DDBs císticos** **Espessamento da parede brônquico** **Infusão em mosaico** **Enfisema** Tampões mucosos
Função Respiratório	EFR normal	**Distúrbio ventilatório obstrutivo** Distúrbio ventilatório restritivo VR/ CPT alto DLCO baixo
Dispneia de esforço	Sem Dvspnee de esforço	**Dispneia estádio 4/5 CRM**
Sintomas	Volume de escarro < 5 ml/dia Expectoração mucosa Ou muco purulento Tosse ocasional Ou durante exacerbações	Volume de escarro >25 ml/dia **Expectoração purulenta estável** Tosse persistente
Etiologia	Sem comorbidades	**DPOC associada** Relações Públicas Associadas
Exacerbações	<3/ano	>3/ano **Exacerbações graves exigindo a hospitalização**

3.1 Elementos epidemiológicos

3.1.1 Idade e sexo

Loebinger et al (5) têm estuda fatores de risco de mortalidade vinculado ao DDB em um período de 13 anos. Eles ter descobriram que 29,7% dos pacientes morrer enquanto normalmente a porcentagem estimativa de mortalidade pelo escritório nacional de estatísticas é de 14,7% em homens e 8,9% em mulheres da mesma idade. Em pacientes mortes por DDB, a média idade tem 60 anos. Um estudo multivariado concluiu que idade e sexo macho são fatores de risco independente da mortalidade .

Na Alemanha , Felix et al (18) estuda a frequência de internação associada ao DDB. Segundo os autores, o maior valor foi de 39,4 internações /100 mil habitantes e isso entre homens com idade entre 75 e 84 anos. As estatísticas alemãs também mostra que houve 164 mortes notificadas devido ao TDC, incluindo 93 homens e 71 mulheres . Entre os doentes morreram , 131 indivíduos (80%) tinham idade> 65 anos e 80 (49%) tinham idade> 70 anos.

Da mesma forma em Turquia , Onen et al (12) mostraram que a idade média de pacientes morreu era significativamente maior do que os sobreviventes : 72 versus 59,7 anos . Os resultados do estudo multivariado ter confirma que a idade é um fator de risco independente da mortalidade , isso Não é o caso em relação ao sexo .

Nosso estudo é consistente com a literatura , a idade MÉDIA tem verão estatisticamente maior em pacientes morreu . Mortalidade aumenta com a idade mas após estudo multivariado idade não é um fator de risco independente da mortalidade . A distribuição das mortes de acordo com o sexo apresentou predominância do sexo masculino de uma forma não significativa . O estudo multivariado conclui que o sexo não é um fator de risco para mortalidade .

3.1.2 Comorbidades

Tal como acontece com a DPOC, o DDB pode ser associado a um Ou diversos comorbidades que condicionam o prognóstico da doença . É por esta razão que as equipes estavam interessadas em estudar Essa relação. Na verdade , Melissa et al (35) destacaram que o número e a natureza das comorbidades são fatores de risco para mortalidade em pacientes seguido para DDB. Mortalidade aumenta 17% cada vez Adição de um comorbidade . O número de comorbidades identifica atingiu 81, dos quais 13 verão considerado potencialmente associado a um aumento da mortalidade , que ter verão incluído posteriormente em uma pontuação BACI (Bronquiectasia **A etiologia Índice de C** orbidade). Entre estes comorbidades , podemos citar aquelas estimado significativamente associado à mortalidade como DPOC, câncer metastático , doença do tecido conjuntivo , asma , doenças inflamatórias trato digestivo crônico . Os homens tinham significativamente mais comorbidades em comparação com mulheres com mediana de 4 comorbidades .

DPOC

A associação entre DPOC e DDB é tornar- se objeto de debate atualmente e tem verão identifica como um fenótipo particular associado a um suscetibilidade à colonização do trato respiratório , tem aumento dos sintomas trato respiratório com qualidade de vida prejudicada e exacerbações frequentes (36, 37).

Comorbidades cardiovascular

Relativo nossa população, comorbidades são em vez de cardiovascular nomeadamente diabetes , hipertensão , doenças cardíacas isquêmico . A coexistência de patologias cardíacas aumenta a dificuldade de aderência cuidando dos doentes notavelmente em período de exacerbações ou as 2 patologias podem ser envolvido . Por outro lado , a associação de vários fatores de risco cardiovascular incluindo diabetes aumenta o risco de descompensação cardíaca .

Refluxo gastroesofágico

Refluxo gastroesofágico é comum em nossa população, representa um fator de risco para mortalidade que é independente de acordo com o estudo multivariado . Esses resultados são consistente com a literatura como em testemunha Mandal et al (38), a DRGE é um fator independente do risco exacerbação e gravidade da DDB. Além disso, um estudo realizado por McDonnell et al (39) mostrou que a DRGE existe em 26-75% dos casos em pacientes tendo um DDB. Esses doente ter um DDB mais grave. Por outro lado , o efeito do tratamento da DRGE no prognóstico da DDB não é ainda não estabelecido .

A pontuação de Charlson é considerado entre os escores de comorbidades mais conhecidos e utilizados em patologias crônicas , citados em mais de 9.500 publicações. Seitz et al (19) mostraram claramente de acordo com seu estudo prospectivo, em 2010, que a pontuação de Charlson é um preditor do custo estudante vinculado ao cuidado nos Estados Unidos . Os autores especificaram que o TPI pode ser útil para identificar pacientes que Ter a despesas de saúde alto .

Nossos resultados são consistente com os da literatura com uma relação estatisticamente significativa entre mortalidade e ICC durante o estudo bivariada (p=0,004), mas esta conexão não é significativa no estudo multivariada (p=0,54).

Por outro lado, vá avaliar o número de comorbidades Leste interessante . Em nosso estudo encontramos uma ligação estatística significativa com a mortalidade Depois o estudo multivariado (p= 0,001). Assim, o número de comorbidades é um fator de risco independente da mortalidade qualquer que seja a comorbidade .

3.2 Elementos clínicos

O DDB é a patologia desabilitando , os sinais clínicas respiratório são comuns e podem resistir ao tratamento farmacológico . Vários estudos foram interessado em determinar os sintomas respiratória associada a aumento da gravidade da doença enquanto enfatizando a importância avaliar a qualidade de vida desses doente . Entre os sinais clínico , dispneia esforço e volume de escarro ter verão descrito em diversas publicações.

Como em testemunha Martinez-Garda et al (6) em um estudo prospectivo de 86 pacientes que a dispneia esforço e volume de escarro (em mililitros) são significativamente correlacionado com o SGRQ (estudo multivariado).

Por outro lado, MP Murray et al (40) têm estuda a relação entre a cor do escarro e a gravidade da doença . Segundo os autores, um colonização bactérias afetam 5% do escarro mucosa ; 43,5% de expectoração mucopurulento e 86,4% de expectoração purulento em estado estável . Eles ter poderia demonstrar Depois análise multivariado como expectoração purulento estão ligados a vários fatores independente incluindo colonização BDD bacteriano , cístico , VEF <80% e idade de início da doença antes dos 45 anos.

Nosso estudo não demonstrou relação entre os sintomas clínica e mortalidade mesmo após estudo multivariado .

3.3 Elementos radiológicos

Não há pontuação radiológica específico para fibrose não cística DDB . Isso existe no entanto, muitos outros escores para fibrose cística e que têm verão muito tempo usado para fibrose não cística DDB . Entre essas pontuações, as modificações de Reiff (41) permitem estudar a gravidade da dilatação (1= cilíndrica ; 2= moniliforme ; 3= cística), bem como o número de lobos afetados. Esta pontuação é simples e se correlaciona com a gravidade da doença especialmente a colonização por Pseudomonas Aeruginosa.

Por outro lado , sua principal limitação permanece a simplicidade desta pontuação como em testemunhar Loubeyre et al (29) que o prognóstico da doença depende de outros fatores radiológico : espessura da parede brônquios , tampões mucosos , infusão mosaico e enfisema pulmonar .

Outras pontuações têm verão usar como a pontuação Bhalla (42) que leva levando em consideração a presença de bolhas , atelectasias etc. Esta pontuação tem verão posteriormente validado para DDB não - fibrose cística e foi bem correlacionado com o prognóstico da doença . As pontuações de Brody e Robinson fizeram ainda não foi válido durante DDB sem fibrose cística .

Em nosso estudo não utilizamos essas pontuações radiológicas já que nós Estamos interessados nas duas pontuações FACED e BSI que permitem avaliar , entre outras coisas, os fatores radiológico notadamente o número de lobos para os dois escores e o tipo de bronquiectasia (cística) para o BSI.

Além disso , não foi encontrada nenhuma relação estatística entre a gravidade da doença e os elementos radiológicos .

3.4 Elementos microbiológicos

Colonização por Pseudomonas Aeruginosa é associado a um TDC mais grave com um maior declínio no VEF1 e um maior mortalidade (31, 43). Vários estudos enfatizam o benefício de realizar o CEBC em estado estável para procurar piocianina com o objetivo de erradicá-la (44). O impacto na qualidade de vida deste germe tem verão Também demonstrado por Wilson et al (45).

Em nosso trabalho, ao contrário da literatura , não foi encontrada correlação verão encontrado entre mortalidade e colonização por piociânico . O número reduz doenças colonizados em nossa população podem influenciar nossa resultados .

Por outro lado , embora isolado em 5 pacientes apenas , a superinfecção por Moraxella catarrhalis é um fator de risco independente da mortalidade após estudo multivariado .

3.5 As etiologias

O DDB é a patologia heterogêneo , porém dela ocorrência supõe a conjunção de fatores ambiental, especialmente infeccioso , e um terreno predisponente . Variabilidade entre diferentes continentes verão largamente incriminado e isso foi ilustrado na figura (27).

Na literatura , com base em uma meta - análise chinês feito por YOUNG-HUA et al (46) e em um estudo multicêntrico espanhol (47) temos acredita que a origem infeccioso dos quais a tuberculose e as infecções em idade jovem são as mais incriminadas (30%) que DDB está associada a doenças respiratórias crônicas Leste encontrado de 6,3% a 13,7%. Tuberculose pulmonar representa 18,6% das etiologias em Espanha .

Ao focar nas doenças respiratórias crônica , a associação de DPOC e DDB não é rara, representa 3,9 a 7,8%. Além disso, esta associação tem verão considerado como um fenótipo separado, associado a exacerbações frequentes , com representação clínica bastante rico e tem um prognóstico ruim . Entre os doentes tendo DPOC grave , DDB associada Leste encontrado em 30 a 50% dos casos e a prevalência do TDC aumenta com a gravidade da DPOC. Relativo asma , uma associação menor freqüenta 1,4 a 5,4%. Entre asmáticos forte ou não controlada , estima -se que 20 a 30% tenham um DDB associado . A relação causal é desconhecido até agora. Nesses pacientes devemos descartar o diagnóstico de ABPA.

Outras etiologias devem ser citadas como a imunodeficiência que representa de 5 a 9,4% e portanto menos doenças sistêmicas (1,4-3,8 %) ou poliartrite reumatóide tem verão muito tempo estimado responsável por um mau prognóstico justificando monitoramento próximo durante as visitas médico de acordo com as recomendações do BTS (48).

O DDB é idiopático quando todos investigação etiológico volta negativo, é representa 24,2-44,8% dos casos .

Na Tunísia , não há estudo sobre a relação entre mortalidade e as etiologias da DDB. Nossos resultados não são tão diferente da literatura . Na verdade , DDB idiopática representado boa parte em 65% dos casos . As etiologias que encontramos ter verão caracterizado por seus variabilidade mas nenhum n / D verão correlacionado com a mortalidade . Por outro lado , a DPOC é associado a um DDB mais grave de acordo com a pontuação do BSI e isso Não é o caso se usássemos a pontuação FACED .

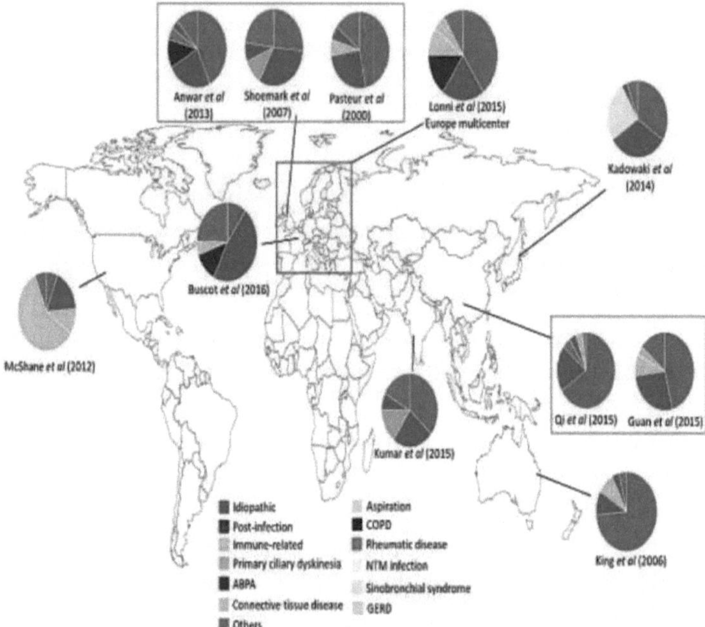

Chandrasekaran R et al Variação geográfica na etiologia , epidemiologia e microbiologia da bronquiectasia. BMC Pulm Med. Dezembro de 2018

Figura 31: Etiologias da DDB no mundo segundo origem geográfica e étnica

4. Pontuações de gravidade : em última análise, pontuação BSI ou FACED?

Até hoje duas pontuações de gravidade ter verão válido em fibrose não cística DDB : FACED e BSI. Ambos têm vantagens e desvantagens . A pontuação FACED é mais fácil de calcular e interpretar , pois contém 5 variáveis dicotômicas . Por outro lado , a pontuação do BSI é relativamente complexo colocando em conjuntos de 9 variáveis não dicotômicas e com valores precisos para cada uma .

Ambos classificam os doentes em 3 categorias de acordo com o grau de gravidade da doença com boa previsão de mortalidade mas de certa forma diferente . Na verdade , a FACED foi desenvolvido para prever a mortalidade em 5 anos enquanto o BSI foi desenvolvido além de estimar a mortalidade , para prever exacerbações e em particular aqueles exigindo a hospitalização e estimar a qualidade de vida .

Vários estudos têm verão feito com o objetivo de comparar os dois escores em populações diferentes . Nenhum estudo verão feito em Tunísia apesar de o aumento da prevalência da doença e dos gastos com saúde , especialmente durante as hospitalizações .

Mac Donnell et al (10) estavam interessados em uma meta- análise fazendo incluir 7 coortes europeu em 2016, comparando as duas pontuações em 1.612 pacientes . Segundo os autores, os escores 2s permitem prever a mortalidade mas o BSI é claramente superior na previsão de exacerbações, qualidade de vida, sintomas respiratório , exercício físico e declínio da função respiratório .

Um segundo estudo verão Também feito em 2016 por Ellis et al (11) ao longo de 19 anos de monitoramento e permitiu para estudar a previsão de mortalidade em longo prazo . Aos 5 anos as duas pontuações permitem uma boa previsão de mortalidade . Aos 15 anos , as duas pontuações permitem também prever mortalidade mas com um melhor valor preditivo para o escore FACED comparado ao BSI. O ponto fraco deste estudo foi o fraco número da amostra (91 pacientes).

Em 2017, um estudo de JC Costa et al (49) nos permitiu comparar as duas pontuações. Segundo os autores, o BSI tende a classificar os pacientes principalmente no grupo grave e eles ter explicar esses resultados pelo maior número de variáveis do BSI em comparação ao FACED. Os pontos fracos deste estudo são : o número limite da amostra (40 pacientes) e que não houve mortes durante o estudo prevenindo assim, os autores estudaram a mortalidade .

Edmundo et al (50) têm liderado um estudo em 2017 em uma amostra maior (198 pacientes), mas com um metodologia diferente . Na verdade , eles ter divide a população em 2 categorias: Exacerbadora frequente (>2 exacerbações/ano) e exacerbadora leve (< exacerbações/ano). Eles em seguida, estudou as pontuações FACED e BSI em cada categoria . O doente Exacerbadores frequentes têm fatores de risco como uma idade mais avançada , uma colonização por Pseudomonas Aeruginosa, baixos valores de VEF1 e razão de Tiffneau e associação com DPOC. Por outro lado, se olharmos para as pontuações do BSI e do FACED, a idade , Pseudomonas Aeruginosa são os 2 elementos envolvidos na frequência das exacerbações, e acrescentamos para o BSI a noção de um hospitalização e exacerbação anterior .

4.1 Comparação de acordo com a previsão de mortalidade

De acordo com o nosso resultados , o escore BSI é mais sensível na previsão de mortalidade do que o escore FACED. Valores AUC são diferente com uma AUC significativa para a pontuação do BSI (0,77), mas não significativa para o FACED (0,67).

Se nos basearmos na pontuação do BSI, as curvas de sobrevivência de Kaplein e Meyer são em Favor de um sobrevivência aos 10 anos , o que é desfavorável especialmente para o grupo severo . A sobrevivência está por outro lado melhor para o grupo fraco a moderado . Nisso caso , o BSI é uma boa ferramenta permitindo-nos discernir entre pacientes em frente exigir a tomada suporte o suficiente impulso (grupo severo) e aqueles incluindo monitoramento pode ser feito com médico de família (grupo leve). Por outro lado , em olhando para a curva de Kaplein e Meyer para a pontuação FACED, encontramos aquela mortalidade aumenta especialmente em ambos os grupos moderado e grave. Essa discrepância entre o BSI e a pontuação FACED se deve à diferença nas suas variáveis e na atribuição de pontos para cada variável. Na verdade , em analisando fatores de risco de mortalidade de acordo com nosso estudo, descobrimos que alguns fatores são incluído na pontuação do BSI e não no FACED, como o IMC, que pode explicar esta discrepância nos resultados para a nossa população. Por outro lado , quando nós interessado em parâmetros compondo as duas notas, os valores atribuídos à mesma variável diferem dependendo da pontuação utilizada . Nós Estamos interessados em variáveis que tenham constitui um fator de risco independente da mortalidade como citamos :

* **Para Page** : a pontuação do BSI é válida em tem 4 faixas etárias com valores chegando a 6 pontos acima de 80 anos , 4 pontos acima de 70 anos e 2 pontos a partir de 50 anos. Esses valores importante influenciar apenas o escore total e a idade , avaliado em 6 pontos, já classifica o DDB como moderado . Quanto ao escore FACED, a idade mais de 70 anos leva 2 pontos e a idade avaliada em 2 pontos classifica a DDB como leve . Um meme doentio será classificado Por isso diferentemente dependendo se aplicamos o BSI ou o FACED.

* **Para dispneia de esforço** : a classificação foi base principalmente no MRC para o BSI e no mMRC para o FACED. Valores atribuído chegar tem 3 pontos para o estágio 5 do MRC para o BSI, mas para o FACED Leste menor chegando a 1 ponto para estágio 3 e 4 mMRC .

* **Para FEV1** : a pontuação FACED é atribuída para todos valor <50% 2 pontos enquanto o BSI atribui 3 pontos para VEF <30% e 1 ponto para VEF entre 50 e 80%. FEV1, que é um fator de mortalidade independente Leste portanto, subestimado pela pontuação FACED , ao contrário do BSI.

4.2 Comparação de acordo com a previsão de internações e exacerbações

As duas pontuações são previsões de risco hospitalização com AUC >0,7 para cada. Além disso , o escore BSI é mais sensível na previsão de hospitalizações do que o escore FACED , uma vez que a UAC correspondente foi de 0,95 versus 0,69 para o escore FACED (p<0,0001). Na literatura uma AUC >0,8 é considerado excelente o que constitui um ponto forte para o BSI. Esses resultados pode ser explicado pelo fato de que a pontuação do BSI inclui Já entre suas variáveis a hospitalização dentro de 2 anos anteriores . Por outro lado, o BSI atribui 5 pontos a esta variável, esta valor permitir imediatamente para classificar o DDB como moderado . Consideramos que isso valor Leste superestimado se estivermos diante de um hospitalização excessiva em alguns caso indivíduos (melhor acesso aos cuidados) enquanto o DDB é Normalmente luz se não tivéssemos isso em conta carteiro .

Os dois escores não permitem uma boa previsão de exacerbações. Embora o BSI mantenha em conta Esse fator e atribui 2 pontos além de 3 exacerbações. Apenas 29% dos pacientes são considerado pelo BSI como tendo tiveram exacerbações superiores a 3/ano. Nós consideramos do que um bom interrogatório é necessário detectar o número exacerbações exatas , já que o paciente pode perder uma exacerbação e isso modificar os resultados da pontuação do BSI . Uma pontuação tem verão estabelecido por Martinez Garcia et al (51) denominado EXA-FACED para compensar o FACED levando em consideração o fator de exacerbações . Este é um escore que tem demonstrado bom valor preditivo para exacerbações e mortalidade .

4.3 Comparação de acordo com a qualidade de vida

O DDB é a doença heterogêneo e bastante complexo . Portanto a gravidade disso a patologia envolve necessariamente a avaliação da qualidade de vida . O SGRQ é um questionário válido e duradouro usado durante patologias respiratórias crônicas como DPOC , mas também o DDB.

Uma metaanálise feito por Spinou et al (52) em 2016 cerca de 43 estudos (3.727 pacientes tendo um DDB). Os autores estavam interessados nos questionários utilizados para estimar a qualidade de vida entre esses doente . Eles ter concluíram que o SGRQ é o mais utilizado (63%) e o mais associado à dispneia de esforço . Porém , é uma pontuação considerada longa e de difícil preenchimento pelo paciente . Um estudo mais recente em 2018 feito por Dudgeon et al (53) em uma amostra reduzido (8 pacientes) e que permitiu concluir que o SGRQ apresenta 3 pontos negativos segundo os participantes: algumas perguntas são difícil , o controle do questionário após 3 meses e as perguntas com verdadeiro /falso que não são precisas.

De acordo com um estudo feito em 2013 por Charrier et al (54), após 6 meses de reabilitação respiratória , eles observou uma melhora significativa na qualidade de vida dos pacientes em usando a pontuação SGRQ.

Para a nossa população, temos calculado este questionário entre os sobreviventes , os resultados não mostrou diferença entre as duas pontuações. Na verdade , os pacientes da classe grave têm um SGRQ total em torno de 67 e 65, respectivamente, para o BSI e a pontuação FACED. Nenhuma correlação tem verão estabelecido entre os escores e o SGRQ. O ponto negativo deste questionário é o número de partes (3 partes) e perguntas altas pode ser suficiente pesado para ser concluído pelo paciente e pelo médico . Outros questionários foram verão estabelecido

4.4 Status psicológico

Detectando transtornos depressivos de ansiedade poderia se revelar necessário num processo de tomada cuidados gerais de um paciente que apresenta um DDB. Como em testemunhar Bousoffara et al (55) em um estudo prospectivo na Tunísia liderado em 2014: a prevalência de depressão foi de 20,8 % e a de ansiedade 22,7% em usando a escala HAD . Os autores têm descobre que os doentes tendo um transtorno depressivo de ansiedade tive a dispneia esforço mais avançado , baixo VEF1 e progressão rápida em direção a insuficiência respiratório crônica . No entanto Isso é um estudo que leva em conta pacientes sem comorbidades associados o que não é o caso em nosso estudo.

Por outro lado, Olveira et al (56) estudos a relação mostraram que sintomas de depressão e ansiedade são fatores independente de um ruim qualidade de vida dos pacientes.

Em nosso estudo, 45 pacientes tem um transtorno depressivo de ansiedade entre 81 pacientes ou 55,6%.

A distribuição destes doente tem verão diferente de acordo com a pontuação de gravidade usado . Na verdade , se utilizássemos o escore FACED teríamos 27 pacientes (60 %) na classe moderado . Por outro lado , em utilizando o escore BSI, teríamos 27 pacientes classificados no grupo grave .

relação estatística tem foi significativo entre a Escala HAD e os 2 escores de gravidade , o " valor p " foi da ordem de 0,004 e 0,039 respectivamente para o escore FACED e BSI.

Nova pontuação de gravidade do DDB oferece:

Com base nos resultados do estudo multivariado , vários fatores de risco de mortalidade ter foram identificados em nossa população. Alguns fatores não estão incluídos nas pontuações do BSI e FACED. Assim , tendo em conta a pontuação do BSI que é a melhor pontuação aplicável à nossa população, propomos ter em conta conta esses fatores de risco identifica: O número de comorbidades todos combinado , a história de hipertensão asma e DRGE, o nível socioeconômico , um superinfecção por Branhamella Catarrhalis e não uso de Bromexina.

Segundo a literatura , a inflamação sistêmico tem verão proposto como uma explicação potencial do mecanismo que liga o DDB como na DPOC às comorbidades com parte do processo de envelhecimento (57). As estatinas e os macrolídeos demonstraram sua eficácia durante DDB de acordo com estudos randomizados controlados , devido à sua atividade anti- inflamatória . O desenvolvimento de novos anti- inflamatórios seletivo poderia ser promissor no futuro (58). Por outro lado, segundo nosso trabalho, a Bromexina desempenha um papel protetor desde a ausência disso tratamento apresenta um fator de risco independente da mortalidade . O tratamento mucolítico é uma prática rotineira, uma revisão da literatura Cochrane (59) relata que apenas 2 estudos foram interessado em agentes micolíticos na DDB, independentemente ou não das exacerbações , mas os resultados permanecem inconclusivos .

Outros estudos serão necessários para avaliar os novos itens do escore e validá-lo entre a população tunisina .

Tabela XXV: Variáveis que compõem a nova pontuação

Variável
Idade (ano)
<50
50-69
70-79
>80
Índice de massa corporal (IMC)
<18,5
>18,5
VEF(%)
>80%
50-80%
30-49%
<30%
Hospitalizações nos últimos 2 anos
Não
Sim
Exacerbações durante o ano anterior 0-2
>3
Dispneia - DRC
1-3
4
5
Colonização por Pseudomonas Aeruginosa Não
Sim
Colonização por outro microrganismo
Não
Sim
Extensão radiológica (> 3 lobos e/ ou DDB cístico)
Não
Sim
Nível socio-econômico
Asma
HT
DRGE
Número de comorbidades

Superinfecção por Branhamella Catarrhalis
Não uso de Bromexina
Os pontos fortes do nosso estudo são :
O primeiro ponto forte deste trabalho é focar no BDD que é a patologia negligenciada e demonstra mortalidade importante vinculado a isso patologia .

Por outro lado, nós são focado em pontuações de gravidade descritos na literatura (BSI e FACED) que não foram estudado anteriormente sobre a população tunisina e ainda enriquece o nosso trabalho.

Pudermos observe também que a análise dos parâmetros confiável e válido como o SGRQ, a escala HAD e o índice de Comorbidade de Charlson são pontos fortes deste estudo.

Finalmente análise As estatísticas deste estudo permitiram comparar objetivamente as diferenças entre os resultados .

Limitações do Estudo :
O primeiro ponto fraco do estudo é o tamanho da amostra que é fraco e o tipo retrospectivo do estudo .

Em relação aos doentes Já mortes , uma estimativa de suas qualidade de vida não foi feita pelo SGRQ o que leva a um viés de seleção .

Deve- se notar também que o exame citobacteriologia do escarro não é sistemático na nossa prática diária , especialmente num estado estável . Isso vai reduzir a probabilidade de colonização bacteriano .

5. Conclusão

A dilatação brônquica difusa (DDB) é a patologia cada vez mais comum em pneumologia . Atualmente, assistimos a formas mais graves associado a um aumento da mortalidade . O diagnóstico de DDB é facilmente estabelecido usando tomografia computadorizada de tórax multibarette , diferentemente da abordagem etiológica e terapêutica que pode revelar-se difícil principalmente secundário ao personagem heterogeneidade da doença .

É por isso que nos pareceu interessante contribuir através deste estudo retrospectivo de 110 casos de pacientes coletas entre 2009 e 2018 na unidade de pneumologia do hospital Hedi Chaker em Sfax para analisar os fatores prognósticos e comparar os dois escores de gravidade BSI e FACED para escolher o melhor para nossa população.

Nossos resultados são as seguintes :

Os dados demográfico apresentou proporção sexual de 1,4 com predominância masculina (58%). Idade MÉDIA tinha 60 anos. Fumar estava presente em 46% dos pacientes .

História pessoal é variável dominada por comorbidades doenças cardiovasculares , DRGE, asma e DPOC. Nível socio-econômico era média em quase metade dos casos .

quadro clínico permanece dominado pela dispneia de esforço depois tosse produtiva e broncorréia manhã .

TC de tórax confirma o diagnóstico de DDB e estuda tanto o tipo de lesões. Na nossa população, as formas cilíndrico são os mais comuns (75%) e as associações entre os diferentes tipos não são raras (51,9%).

Um estudo microbiológico utilizando ECBC mostrou que 5 pacientes colonizado por piocianina . Por outro lado , as superinfecções não são raras como o piociânico que afetou 24 pacientes e os demais germes estão presentes em 22 casos .

A espirometria permitiu medir o VEF1 , que foi em média de 52%. Observamos também a frequência do distúrbio ventilatório obstrutiva em 45% dos casos .

As etiologias da DDB para a nossa população são principalmente infecciosas. incluindo tuberculose (19 %) e infecções em idade jovem (9%), doenças sistémicas são menos (7%). Na maioria dos casos , o DDB permanece idiopática (65%).

Prognóstico :

A mortalidade em nossa população é importante atingindo 20,6%. Aumenta com a idade Ou Ela atinge 13,7% acima dos 65 anos. Predomina no sexo sexo masculino (25,9%) sem parentesco significativo. Na literatura , dados permanecer limitado desde que ele é de um patologia ainda sob diagnóstico . No Reino Unido , a mortalidade Leste alto atingindo 29 % Outros estudos mostraram uma mortalidade importante ligados ao DDB em particular em Turquia (16,3%) e em Bélgica (10,6%) , Coreia do Sul (2,9% intra-hospitalar) . Os dados do nosso estudo têm concluído com fatores de risco independente da mortalidade que são numerosos e podem ser resumidos como segue:

- Nível socio-econômico MÉDIA tem aluno
- O número de comorbidades
- Alguns fundo: AH , Asma , DRGE
- Superinfecção por Branhamella Catarrhalis
- Não uso de Bromexina
- Internações / últimos 2 anos

Em relação aos escores de gravidade : BSI versus FACED

Para a nossa população, a pontuação do BSI é melhor tornando possível prever a mortalidade a longo prazo . Além disso, é mais sensível na previsão de internações que constitui já é um fator de risco independente da mortalidade .

Da mesma forma, a pontuação do BSI tem uma relação estatística significativa com o declínio do VEF1. Por outro lado , nenhum escore permite prever exacerbações em nosso Series . Esses resultados são esperado , já que na literatura a pontuação do BSI é considerado pela maioria dos estudos sensíveis em mortalidade bem como na predição de exacerbações , hospitalizações , declínio do VEF1 e comprometimento da qualidade de vida.

Atualmente, a qualidade de vida representa um passo essencial na estimativa da gravidade do TDC. O SGRQ permite -nos reflectir a qualidade de vida entre os nossos pacientes com relação significativa com a escala HAD , o número exacerbações e hospitalizações .

6 Bibliografia

1. Fuschillo S, De Felice A, Balzano G. Inflamação da mucosa na bronquiectasia idiopática: mecanismos celulares e moleculares. Eur Respir J. 1 de fevereiro de 2008;31(2):396 - 406.

2. Quint JK, Millett ERC, Joshi M, Navaratnam V, Thomas SL, Hurst JR, et al. Mudanças na incidência, prevalência e mortalidade de bronquiectasias no Reino Unido de 2004 a 2013: um estudo de coorte de base populacional . Eur Respir J. janeiro de 2016;47(1):186 - 93.

3. Goeminne PC, Hernandez F, Diel R, Filonenko A, Hughes R, Juelich F, et al. O peso económico da bronquiectasia – conhecido e desconhecido: uma revisão sistemática. BMC Pulm Med. dezembro de 2019;19(1):54.

4. King PT, Holdsworth SR, Freezer NJ, Villanueva E, Holmes PW. Caracterização do início e apresentação das características clínicas da bronquiectasia em adultos. Respir Med. dezembro de 2006;100(12):2183 - 9.

5. Loebinger MR, Wells AU, Hansell DM, Chinyanganya N, Devaraj A, Meister M, et al. Mortalidade em bronquiectasias: um estudo de longo prazo avaliando os fatores que influenciam a sobrevivência. Eur Respir J. 1 de outubro de 2009;34(4):843 - 9.

6. Martinez-Garda MA, Perpina-Tordera M, Roman-Sanchez P, Soler- Cataluna JJ. Determinantes da qualidade de vida em pacientes com bronquiectasia clinicamente estável. Peito. em 2005;128(2):739 - 45.

7. Chalmers JD, Goeminne P, Aliberti S, McDonnell MJ, Lonni S, Davidson J, et al. O Índice de Gravidade da Bronquiectasia. Um estudo internacional de derivação e validação. Sou J Respir Crit Care Med. março 2014;189(5):576 - 85.

8. Martinez-Garcia MA, de Gracia J, Vendrell Relat M, Giron RM, Maiz Carro L, de la Rosa Carrillo D, et al. Abordagem multidimensional das bronquiectasias não fibrose cística: o escore FACED. Eur Respir J. 1 de maio de 2014;43(5):1357 - 67.

9. Athanazio R, Pereira MC, Gramblicka G, Cavalcanti-Lundgren F, de Figueiredo MF, Arancibia F, et al. Validação na América Latina do escore FACED em pacientes com bronquiectasias: uma análise de seis coortes. BMC Pulm Med. dezembro 2017;17(1):73.

10. McDonnell MJ, Aliberti S, Goeminne PC, Dimakou K, Zucchetti SC, Davidson J, et al. Avaliação multidimensional da gravidade nas bronquiectasias: uma análise de sete coortes europeias. Tórax. dezembro 2016;71(12):1110 - 8.

11. Ellis HC, Cowman S, Fernandes M, Wilson R, Loebinger MR. Predição de mortalidade em bronquiectasias usando índice de gravidade de bronquiectasias e escores FACED: um estudo de coorte de 19 anos. Eur Respir J. fevr 2016;47(2):482 - 9.

12. Onen ZP, Eris Gulbay B, Sen E, Akkoca Yildiz O, Saryal S, Acican T, et al. Análise dos fatores relacionados à mortalidade em pacientes com bronquiectasias. Respir Med. julho de 2007;101(7):1390 - 7.

13. Minov J, Karadzinska-Bislimovska J, Vasilevska K, Stoleski S, Mijakoski D. Avaliação da gravidade da bronquiectasia não fibrose cística: a pontuação FACED versus o índice de gravidade da bronquiectasia. Open Respir Med J. 31 de março de 2015;9(1):46 - 51.

14. Martmez -Garda MA, Maiz L, Olveira C, Giron RM, de la Rosa D, Blanco M, et al. Diretrizes espanholas sobre avaliação e diagnóstico de bronquiectasias em adultos. Arch Bronconeumol Engl Ed. fevereiro 2018;54(2):79 - 87.

15. Charlson ME, Pompei P, Ales KL, MacKenzie CR. Um novo método de classificação de comorbidades prognósticas em estudos longitudinais: Desenvolvimento e validação. J Doença Crônica. janeiro de 1987;40(5):373 - 83.

16. Jones PW, Quirk FH, Baveystock CM. Questionário respiratório de St George. Respir Med. setembro de 1991;85:25 - 31.

17. Martmez Garcia MA, Perpina Tordera M, Roman Sanchez P, Cataluna S. Consistência Interna e Validade da Versão Espanhola do Questionário Respiratório de St. George para Uso em Pacientes com Bronquiectasia Clinicamente Estável. Arch Bronconeumol Engl Ed. março 2005;41(3):110 - 7.

18. Ringshausen FC, de Roux A, Pletz MW, Hamalainen N, Welte T, Rademacher J. Bronquiectasia -

Hospitalizações Associadas na Alemanha, 2005-2011: Um Estudo de Carga e Tendências de Doenças Baseado na População. Fessler MB, editor . PLoS UM. 1º de agosto de 2013;8(8):e 71109.

19. Seitz AE, Olivier KN, Steiner CA, Montes de Oca R, Holland SM, Prevots DR. Tendências e carga de hospitalizações associadas à bronquiectasia nos Estados Unidos, 1993-2006. Peito. outubro de 2010;138(4):944 - 9.

20. Choi H, Yang B, Nam H, Kyoung DS, Sim YS, Park HY, et al. Prevalência populacional de bronquiectasias e comorbidades associadas na Coreia do Sul. Eur Respir J. aout 2019;54(2):1900194.

21. Aksamit TR, O'Donnell AE, Barker A, Olivier KN, Winthrop KL, Daniels MLA, et al. Pacientes adultos com bronquiectasia. Peito. maio de 2017;151(5):982 - 92.

22. Sadighi Akha AA. Envelhecimento e sistema imunológico: uma visão geral. Métodos J Immunol. dezembro de 2018;463:21 - 6.

23. Campo CE. Bronquiectasia. Terceiro relatório sobre um estudo de acompanhamento de casos médicos e cirúrgicos desde a infância. Arco Dis Criança. 1º de outubro de 1969;44(237):551 - 61.

24. King P. A fisiopatologia da bronquiectasia. Int J Chron Obstrução Pulmon Dis. outubro de 2009;411.

25. Lonni S, Chalmers JD, Goeminne PC, McDonnell MJ, Dimakou K, De Soyza A, et al. Etiologia da bronquiectasia não fibrose cística em adultos e sua correlação com a gravidade da doença. Ann Am Thorac Soc. dezembro de 2015;12(12):1764 - 70.

26. Lee AL, Button BM, Denehy L, Wilson JW. Refluxo gastroesofágico na bronquiectasia com fibrose não cística . Pulm Med. 2011;2011:1 - 6.

27. Chandrasekaran R, Mac Aogain M, Chalmers JD, Elborn SJ, Chotirmall SH. Variação geográfica na etiologia , epidemiologia e microbiologia das bronquiectasias. BMC Pulm Med. dezembro de 2018;18(1):83.

28. Lynch DA, Newell J, Hale V, Dyer D, Corkery K, Fox NL, et al. Correlação dos achados tomográficos com avaliações clínicas em 261 pacientes com bronquiectasias sintomáticas. Sou J Roentgenol . julho de 1999;173(1):53 - 8.

29. Loubeyre P, Paret M, Revel D, Wiesendanger T, Brune J. Detecção de enfisema por tomografia computadorizada de seção fina associada a bronquiectasia e correlação com testes de função pulmonar. Peito. fevereiro 1996;109(2):360 - 5.

30. Amorim A, Meira L, Redondo M, Ribeiro M, Castro R, Rodrigues M, et al. Prevalência, fatores de risco e características de infecção bacteriana crônica: um estudo prospectivo de base populacional com bronquiectasia. J Clin Med. 6 de março de 2019;8(3):315.

31. Finch S, McDonnell MJ, Abo-Leyah H, Aliberti S, Chalmers JD. Uma análise abrangente do impacto de *Pseudomonas aeruginosa* Colonização no Prognóstico em Bronquiectasias em Adultos. Ann Am Thorac Soc. 10 de setembro de 2015;AnaisATS .201506-333OC.

32. Machado BC, Jacques PS, Penteado LP, Roth Dalcin P de T. Fatores Prognósticos em Pacientes Adultos com Bronquiectasia Não Fibrose Cística. Pulmão. dezembro de 2018;196(6):691 - 7.

33. Goeminne P, Scheers H, Decraene A, Seys S, Dupont L. Fatores de risco para morbidade e morte em bronquiectasias sem fibrose cística: uma análise transversal retrospectiva de pacientes bronquiectásicos com diagnóstico de TC. Respir Res. 2012;13(1):21.

34. Poppelwell L, Chalmers JD. Definindo a gravidade nas bronquiectasias não fibrose cística. Especialista Rev Respir Med. av 2014;8(2):249 - 62.

35. McDonnell MJ, Aliberti S, Goeminne PC, Restrepo MI, Finch S, Pesci A, et al. Comorbidades e risco de mortalidade em pacientes com bronquiectasias: um estudo de coorte multicêntrico internacional. Lancet Respir Med. dezembro de 2016;4(12):969 - 79.

36. Martinez-Garcia MA, Miravitlles M. Bronquiectasia em pacientes com DPOC: mais que uma comorbidade? Int J Chron Obstrução Pulmon Dis. maio 2017;Volume 12:1401 - 11.

37. Labaki WW, Han MK. Impacto das bronquiectasias na frequência e gravidade das exacerbações respiratórias na DPOC. Int J Chron Obstrução Pulmon Dis. Juil 2018;Volume 13:2335 - 8.

38. Mandal P, Morice AH, Chalmers JD, Hill AT. Os sintomas de refluxo das vias aéreas predizem

exacerbações e qualidade de vida nas bronquiectasias. Respir Med. julho de 2013;107(7):1008 - 13.

39. McDonnell MJ, O'Toole D, Ward C, Pearson JP, Lordan JL, De Soyza A, et al. Uma síntese qualitativa do refluxo gastroesofágico na bronquiectasia: compreensão atual e risco futuro. Respir Med. fora 2018;141:132 - 43.

40. Murray MP, Pentland JL, Turnbull K, MacQuarrie S, Hill AT. Cor do escarro : uma ferramenta clínica útil em bronquiectasias não fibrose cística. Eur Respir J. 1 de outubro de 2009;34(2):361 - 4.

41. Reiff DB, Wells AU, Carr DH, Cole PJ, Hansell DM. Achados tomográficos em bronquiectasias: valor limitado na distinção entre tipos idiopáticos e específicos. Sou J Roentgenol . cerca de 1995;165(2):261 - 7.

42. Park J, Kim S, Lee YJ, Park JS, Cho YJ, Yoon HI, et al. Fatores associados à progressão radiológica da bronquiectasia não fibrose cística durante o acompanhamento de longo prazo: Progressão radiológica da bronquiectasia. Respirologia. em 2016;21(6):1049 - 54.

43. McDonnell MJ, Jary HR, Perry A, MacFarlane JG, Hester KLM, Small T, et al. Bronquiectasia não fibrose cística: Um estudo de coorte observacional retrospectivo longitudinal de persistência e resistência de Pseudomonas. Respir Med. junho 2015;109(6):716 - 26.

44. Tassart G, Pieters T, Gohy S. PRÊMIO EN CHARGE DES BRONCHECTASIES DE L'ADULTE. Rev Med Liege. :9.

45. Wilson CB, Jones PW, O'Leary CJ, Hansell DM, Cole PJ, Wilson R. Efeito da bacteriologia do escarro na qualidade de vida de pacientes com bronquiectasia. Eur Respir J. 1 de outubro de 1997;10(8):1754 - 60.

46. Gao Y, Guan W, Liu S, Wang L, Cui J, Chen R, et al. Etiologia das bronquiectasias em adultos: Uma revisão sistemática da literatura: Etiologia nas bronquiectasias. Respirologia. novembro de 2016;21(8):1376 - 83.

47. Olveira C, Padilla A, Martinez-Garcia MA, de la Rosa D, Giron RM, Vendrell M, et al. Etiologia da bronquiectasia em uma coorte de 2.047 pacientes. Uma análise do registro histórico espanhol de bronquiectasias. Arch Bronconeumol Engl Ed. julho de 2017;53(7):366 - 74.

48. T Hill A, L Sullivan A, D Chalmers J, De Soyza A, Stuart Elborn J, Andres Floto R, et al. Diretriz da British Thoracic Society para bronquiectasias em adultos. Tórax. janeiro de 2019;74(Suplemento 1):1 - 69.

49. Costa JC, Machado JN, Ferreira C, Gama J, Rodrigues C. Índice de Gravidade de Bronquiectasias e pontuação FACED para avaliação da gravidade das bronquiectasias. Pneumologia. maio 2018;24(3):149 - 54.

50. Rosales-Mayor E, Polverino E, Raguer L, Alcaraz V, Gabarrus A, Ranzani O, et al. Comparação de dois escores prognósticos (BSI e FACED) em uma coorte espanhola de pacientes adultos com bronquiectasias e melhora da capacidade preditiva de exacerbações do FACED. Loukides S, editor . PLOS UM. 6 de abril de 2017;12(4):e 0175171.

51. Martinez-Garcia MA, Athanazio RA, Giron RM, Maiz-Carro L, de la Rosa D, Olveira C, et al. Prevendo alto risco de exacerbações em bronquiectasias: o escore E-FACED. Int J Chron Obstrução Pulmon Dis. Janv 2017;Volume 12:275 - 84.

52. Spinou A, Fragkos KC, Lee KK, Elston C, Siegert RJ, Loebinger MR, et al. A validade dos questionários de qualidade de vida relacionada à saúde em bronquiectasias: uma revisão sistemática e meta- análise . Tórax. sobre 2016;71(8):683 - 94.

53. Dudgeon EK, Crichton M, Chalmers JD. "O ingrediente que falta": a perspectiva do paciente sobre a qualidade de vida relacionada à saúde nas bronquiectasias: um estudo qualitativo. BMC Pulm Med. dezembro de 2018;18(1):81.

54. Charrier M. Reabilitação respiratória e qualidade de vida em pacientes com dilatação brônquica . 2013;56.

55. Boussoffara L, Boudawara N, Gharsallaoui Z, Sakka M, Knani J. Problemas ansiodepressivos e dilatação dos brônquios . Rev Mal Respir. março 2014;31(3):230 - 6.

56. Olveira C, Olveira G, Gaspar I, Dorado A, Cruz I, Soriguer F, et al. Sintomas de depressão e

ansiedade nas bronquiectasias: associações com qualidade de vida relacionada à saúde. Qual Vida Res. av 2013;22(3):597 - 605.

57. Fabbri LM, Luppi F, Beghe B, Rabe KF. Comorbidades crônicas complexas da DPOC. Eur Respir J.
1º de janeiro de 2008;31(1):204 - 12.

58. Koser U, Hill A. O que há de novo no tratamento da bronquiectasia em adultos? F1000Pesquisa. 20 de abril 2017;6:527 .

59. Welsh EJ, Evans DJ, Fowler SJ, Spencer S. Intervenções para bronquiectasia: uma visão geral das revisões sistemáticas da Cochrane. Cochrane Airways Group, editor . Cochrane Database Syst Rev [Internet]. 14 de julho de 2015 [citar 30 de dezembro de 2019]; Disponível em: http://doi.wiley.com/10.1002/14651858.CD010337.pub2

7 Anexos

<h1 style="text-align:center">Anexo 1: Ficha de recebimento de donnees</h1>

Sobrenome Nome Número   do arquivo

Idade

Sexo

IMC

Origem Rural   Urbana

Ocupação

<u>Hábitos</u>

Tabaco ativo / passivo   Número PA

Álcool

<u>ATCD</u>

Obesidade

Diabetes

DPOC

Asma sarampo

DRGE

HT

Doença cardíaca : distúrbios isquêmicos / do ritmo

Neoplásico

Sarampo

Número de exacerbações durante o ano antigo :

Número de internações durante os 2 anos precedentes:

<u>Sintomas</u>

Dispneia esforço : estádio mMRC /MRC

Hemoptise :   abundância recorrente

Tosse :   seca   produtiva

Broncorréia manhã

Dor torácica :   tipo

Infecções respiratórias inferiores recorrentes

<u>Espirometria</u>

VEF (%)

VEF1/ CVF(%)

CVL (%)

<u>ECBC</u>

ATCD da infecção por Pseudomonas Aeruginosa : Colonização por

Pseudomonas Aeruginosa Outros germes : especifique

<u>TC de tórax</u>

Número de lóbulos:

Tipo de lesões:

Cilíndrico / moniliformes / cístico

ADP: **Mediastinal / hilar**

Pleurisia

Enfisema

Avaliação da qualidade de vida

Questionário de São Jorge (SGRQ)

Etiologia da doença

Tuberculose

Pneumonia em tenra idade

Doença do sistema

Idiopático

Outros

Tratamento

Corticosteróides inalados

Corticosteroides sistêmico

Antibióticos inalados

LAMA

LÁ

Teofilina

Bissolvano

Cirurgia : lobectomia / segmentectomia / pneumonectomia

Óbitos / tempo entre o diagnóstico e o óbito

Pontuações de gravidade Pontuação BSI Pontuação FACED

Anexo 2: Índice de Comorbidade Charlson

Unid	Ponderação	Pontuação
Infarto do miocárdio	1 ponto	
Insuficiência coração congestivo	1 ponto	
Doenças vasculares dispositivos periféricos	1 ponto	
Doenças cerebrovasculares (exceto hemiplegia)	1 ponto	
Demência	1 ponto	
Doenças pulmonares crônicas	1 ponto	
Doenças dos tecidos conectivo	1 ponto	
Úlceras oeso -gastro- duodenal	1 ponto	
Diabetes não complicado	1 ponto	
Doenças hepáticas luz	1 ponto	
Hemiplegia	2 pontos	
Doenças renais moderado Ou forte	2 pontos	
Diabetes com deficiência órgão alvo	2 pontos	
Câncer	2 pontos	

Leucemia	2 pontos	
Linfoma	2 pontos	
Mieloma múltiplo	2 pontos	
Doença hepático moderado ou grave	3 pontos	
Tumor metástase	6 pontos	
AIDS	6 pontos	

Anexo 3: Pontuação FACED

Unid	Pontos
Colonização crônica por Pseudomonas Aeruginosa	
Não	0
Sim	1
Dispneia pontuação mMRC 0-II	0
III-IV	1
VEF1% previsto	
>50%	0
<50%	2
Idade	
<70 anos	0
>70 anos	2
Número de lóbulos 1-2	0
>2	1

Pontos	Pontuação
0-2	DDB leve
3-4	DDB moderado
5-7	DDB grave

Anexo 4: pontuação BSI

Pontos Variáveis	
Idade (ano) <50	0
50-69	2
70-79	4
>80	6
Índice de massa corporal (IMC) <18,5	0
>18,5	2
VEF(%)	
>80%	0
50-80%	1

30-49%	2
<30%	3
Internações nos últimos 2 anos Não	0
Sim	5
Exacerbações durante o ano anterior 0-2	0
>3	2
Dispneia - DRC 1-3	0
4	2
5	3
Colonização por Pseudomonas Aeruginosa Não	0
Sim	3
Colonização por outro microrganismo Não	0
Sim	1
Extensão radiológica (> 3 lobos e/ ou DDB cístico)	0
Não	1
Sim	

Pontos	Pontuação
0-4	pontuação baixa no BSI
5-8	Pontuação BSI intermediária
> 9	alta do BSI

Anexo 5: escala HAD

Échelle HAD : *Hospital Anxiety and Depression scale*

L'échelle HAD est un instrument qui permet de dépister les troubles anxieux et dépressifs. Elle comporte 14 items cotés de 0 à 3. Sept questions se rapportent à l'anxiété (total A) et sept autres à la dimension dépressive (total D), permettant ainsi l'obtention de deux scores (note maximale de chaque score = 21).

1. Je me sens tendu(e) ou énervé(e)
- La plupart du temps — 3
- Souvent — 2
- De temps en temps — 1
- Jamais — 0

2. Je prends plaisir aux mêmes choses qu'autrefois
- Oui, tout autant — 0
- Pas autant — 1
- Un peu seulement — 2
- Presque plus — 3

3. J'ai une sensation de peur comme si quelque chose d'horrible allait m'arriver
- Oui, très nettement — 3
- Oui, mais ce n'est pas trop grave — 2
- Un peu, mais cela ne m'inquiète pas — 1
- Pas du tout — 0

4. Je ris facilement et vois le bon côté des choses
- Autant que par le passé — 0
- Plus autant qu'avant — 1
- Vraiment moins qu'avant — 2
- Plus du tout — 3

5. Je me fais du souci
- Très souvent — 3
- Assez souvent — 2
- Occasionnellement — 1
- Très occasionnellement — 0

6. Je suis de bonne humeur
- Jamais — 3
- Rarement — 2
- Assez souvent — 1
- La plupart du temps — 0

7. Je peux rester tranquillement assis(e) à ne rien faire et me sentir décontracté(e)
- Oui, quoi qu'il arrive — 0
- Oui, en général — 1
- Rarement — 2
- Jamais — 3

8. J'ai l'impression de fonctionner au ralenti
- Presque toujours — 3
- Très souvent — 2
- Parfois — 1
- Jamais — 0

9. J'éprouve des sensations de peur et j'ai l'estomac noué
- Jamais — 0
- Parfois — 1
- Assez souvent — 2
- Très souvent — 3

10. Je ne m'intéresse plus à mon apparence
- Plus du tout — 3
- Je n'y accorde pas autant d'attention que je devrais — 2
- Il se peut que je n'y fasse plus autant attention — 1
- J'y prête autant d'attention que par le passé — 0

11. J'ai la bougeotte et n'arrive pas à tenir en place
- Oui, c'est tout à fait le cas — 3
- Un peu — 2
- Pas tellement — 1
- Pas du tout — 0

12. Je me réjouis d'avance à l'idée de faire certaines choses
- Autant qu'avant — 0
- Un peu moins qu'avant — 1
- Bien moins qu'avant — 2
- Presque jamais — 3

13. J'éprouve des sensations soudaines de panique
- Vraiment très souvent — 3
- Assez souvent — 2
- Pas très souvent — 1
- Jamais — 0

14. Je peux prendre plaisir à un bon livre ou à une bonne émission de radio ou de télévision
- Souvent — 0
- Parfois — 1
- Rarement — 2
- Très rarement — 3

Scores

Additionnez les points des réponses : 1, 3, 5, 7, 9, 11, 13 : Total A = _______

Additionnez les points des réponses : 2, 4, 6, 8, 10, 12, 14 : Total D = _______

Interprétation

Pour dépister des symptomatologies anxieuses et dépressives, l'interprétation suivante peut être proposée pour chacun des scores (A et D) :

- 7 ou moins : absence de symptomatologie

- 8 à 10 : symptomatologie douteuse – 11 et plus : symptomatologie certaine.

Selon les résultats, il sera peut-être nécessaire de demander un avis spécialisé.

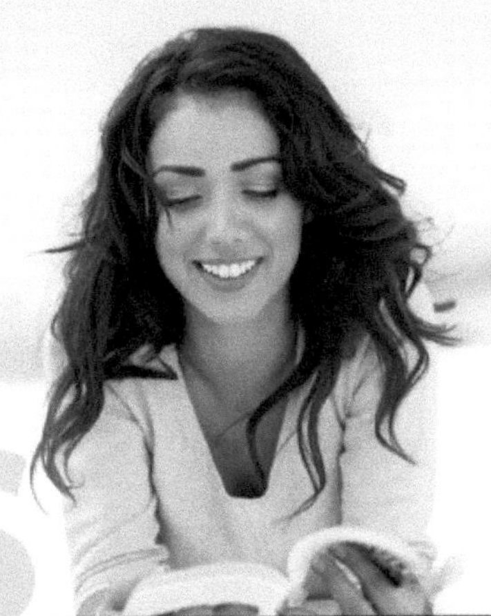

Buy your books fast and straightforward online - at one of world's fastest growing online book stores! Environmentally sound due to Print-on-Demand technologies.

Buy your books online at
www.morebooks.shop

Compre os seus livros mais rápido e diretamente na internet, em uma das livrarias on-line com o maior crescimento no mundo! Produção que protege o meio ambiente através das tecnologias de impressão sob demanda.

Compre os seus livros on-line em
www.morebooks.shop

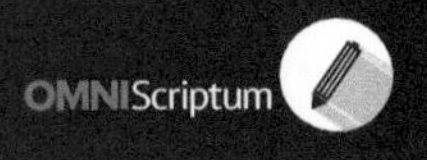